AF563986

GUIDE

AUX

EAUX MINERALES.

OUVRAGES DU MÊME AUTEUR.

Physiologie médicale, 2 vol. in-8°.—Paris, 1828, Baillière et Gabon.

Principes de physiologie comparée, ou Histoire des phénomènes de la vie dans tous les êtres vivants, depuis les plantes jusqu'à l'homme. 1 vol. in-8°. — Paris, 1830, Baillière et Deville. (*Rapport de M. Cuvier à l'Institut, en* 1830.)

Mémoires sur la Respiration et sur la Circulation du sang, présentés à l'Institut en 1819. — — Paris, Baillière.

Thèse sur la vie et la mort. In-4°. — Paris, 1823.

Mémoire sur l'influence de la pesanteur. — Paris, Baillière, 1819 et 1823.

Lettres à Camille sur la physiologie. 1 vol. in-18. — Paris, 1830, Werdet et Lequien.

IMPRIMERIE DE GUIRAUDET,
Rue Saint-Honoré, n° 315.

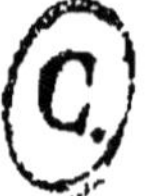

GUIDE

AUX

EAUX MINÉRALES

DE LA FRANCE ET DE L'ALLEMAGNE.

PAR

M. ISID. BOURDON,

MÉDECIN-INSPECTEUR D'UN ÉTABLISSEMENT THERMAL,
MEMBRE DE L'ACADÉMIE ROYALE DE MÉDECINE.

—

Je suis de l'avis de Bordeu : je regarde comme *incurable* toute maladie chronique qui a résisté à l'usage des eaux minérales.

PHYSIOL. MÉDIC., t. 2, l. VII.

PARIS,

BUREAU DU JOURNAL DE SANTÉ,

RUE MONSIGNY, N. 2;

BAILLIÈRE, RUE DE L'ÉCOLE-DE-MÉDECINE;

TREUTTEL ET WURTZ, RUE DE LILLE.

—

MAI 1834.

GUIDE

AUX

EAUX MINÉRALES.

STATISTIQUE DES EAUX MINÉRALES.

—

De leur choix, fondé sur leur nature et leurs vertus.

Nous comptons en France près de mille lieux d'où jaillissent des sources minérales, et sur ce nombre il n'y a peut-être pas trente eaux différentes qui jouissent de quelque célébrité; plusieurs même parmi celles-ci n'ont qu'une réputation peu fondée. En revanche, quelques unes sont vouées au délaissement et à l'oubli, qui mériteraient l'attention des médecins et la confiance des malades. Enfin, là comme ailleurs il existe des réputations usurpées, une vogue de caprice, de mode ou de patronage, et souvent d'injustes dédains ou d'inexplicables vicissitudes. Telle eau, très renommée, attire la foule moins par ses vertus que par ses promenades, ses beaux sites et ses édifices somptueux. J'en connais qui pourraient dire : « O mes belles vallées, ô mes vues délicieuses, que je vous remercie ! » — On ne visite même certaines eaux, ainsi que certaines personnes, qu'à cause de la société qu'elles réunissent.

Nous avons dans le royaume, disséminées dans quarante départements, et composant environ trois cents sources distinctes, soixante et dix-sept eaux plus ou moins renommées, que le gouvernement fait inspecter en son nom, quoique l'état n'en possède que huit en toute propriété. Il est en effet convenable que, pour la sécurité des malades, l'administration du pays fasse surveiller et diriger l'emploi d'un médicament tellement actif, qu'il serait capable de nuire s'il était appliqué à contre-temps. Ordinairement c'est le ministre de l'intérieur qui nomme à ces emplois, d'après une liste de candidats dressée par le préfet du département où se trouvent les eaux à inspecter, et même sans présentation de liste, lorsqu'il s'agit d'une source thermale appartenant à l'état. Quelques personnes désireraient, et nous sommes de leur avis, que l'académie de médecine fût seule chargée de cette présentation : cela déconcerterait plus d'une intrigue; cela préserverait des mauvais choix (1).

Beaucoup d'eaux minérales, quoique efficaces, sont peu connues hors du canton où on les voit sourdre; leur usage, comme leur réputation, a juste l'étendue d'un ressort de

(1) Ce vœu, que nous exprimions dans le journal *Le Temps*, au mois de juin dernier, l'Académie royale de médecine vient de le prendre en considération, à l'occasion de la loi qu'elle élabore relativement à l'exercice de la médecine.

justice de paix. D'autres fois la renommée s'en propage dans un ou dans plusieurs départements, et voilà justement à quelles eaux ont coutume de se rendre les personnes à qui de constantes occupations ou une médiocre fortune ne permettraient ni de longues absences ni des voyages coûteux. Il existe dans chaque province de ces sources accessibles à toutes les positions sociales. Ainsi, les Bretons vont à Dinan; les Languedociens à la source de Lamalou ou à celle d'Avène, et les bourgeois d'Aix se baignent dans l'antique et somptueuse fontaine de Sextius; les habitants d'Arles vont à Manjolet; à la Roche-Posay, ceux de Châtellerault; ceux d'Auch et de Condom, à Castera; et ceux de Baïonne, à Cambo. De Thouars et de Saumur on se rend à Bilazai; de Nevers et de Clamecy on va à Pougues, comme de Caen à Brucourt, de Rodez à Cransac et d'Orléans à Segrai.

Toutes ces sources de troisième ordre, consacrées à une utilité locale souvent très circonscrite, composent un peu plus des deux tiers de nos eaux fréquentées. La plupart sont ferrugineuses et froides, d'autres tièdes et sulfureuses, ou légèrement salines et quasi bouillantes, ce qui établit une disparate entre leur composition chimique et leur température.

Au nombre de cinquante-quatre, ces dernières eaux reçoivent année commune environ vingt mille malades, baigneurs ou buveurs, ce qui prouve que l'usage des eaux minérales se popularise enfin dans le pays. Le déplacement de ces vingt mille personnes, qui proportionnent leur dépense à la modestie de leur fortune, occasione la circulation d'à peu près 2,000,000 de francs (100 fr. par personne).

Mais nous n'avons point encore parlé de nos eaux les plus célèbres. Nous avons vingt-trois établissements de cette espèce : onze de deuxième ordre, douze du premier. Tous ensemble ils reçoivent, dans le cours d'un été, environ dix-huit mille baigneurs, sans compter les entourages et les accessoires; et de là résulte chaque année l'émission d'un capital de près de dix millions, ce qui mérite assurément qu'on y pense.

Ces eaux minérales les plus renommées ne forment réellement que trois familles un peu distinctes : 1° les *sulfureuses* (1er *ordre :* Baréges, Bonnes, Cauterets, Luchon ; 2e *ordre :* Ax, Eaux-Chaudes, Saint-Sauveur, Couterne (Orne), Enghien et *Bagnols (Lozère) (1). — Total 10, dont l'odeur est forte et caractéristique, la température souvent élevée, et les vertus manifestes. La plupart sont cantonnées dans les Pyrénées, et elles contiennent ou du sulfure ou de l'hydro-sulfate

(1) Nous avons désigné par un astérisque (*) les eaux qui appartiennent à l'état. Pougues, dont nous ne parlons point ici, lui appartient également.

Quant aux communes, elles en possèdent en tout environ 44, et les particuliers 23. — Total 77, nombre des eaux reconnues par le gouvernement.

de soude, différents sels également à base de soude (à l'exception de l'eau d'Enghien, qui ne renferme que des sels de potasse et de chaux), et de plus une substance onctueuse, nommée *barégine*. 2° Les *eaux gazeuses* (1er *ordre :* *Mont-d'Or, *Vichy, *Bourbon-Larchambault; 2e *ordre :* *Néris. — Total 4), particulièrement abondantes dans le Bourbonnais et dans l'Auvergne, renferment du gaz carbonique et du bi-carbonate de soude, ainsi que plusieurs autres sels; mais ce sont là les deux principes essentiels d'où dérivent leurs propriétés. 3° Enfin les *eaux salines* (1er *ordre :* *Plombières, Luxeuil, Bagnères de Bigorre, *Bourbonne, Dieppe (eau de mer); 2e *ordre :* Balaruc, Bains, Bourbon-Lancy, Contrexeville. — Total 9), sont vaguement disséminées en tous lieux. Elles contiennent la plupart de grandes quantités de différents sels, et en particulier du sel marin. Ces dernières eaux n'ont que des caractères négatifs : point de physionomie tranchée, rien d'identique Il en est parmi elles qui sont presque bouillantes, et d'autres quasi glaciales.

Quelques unes ne renferment pas 5 grains de sel par pinte (les eaux de Luxeuil par exemple), d'autres en contiennent 150 (Bourbonne), et même jusqu'à 900 grains (Pullna). La plupart irritent la peau et la rendent rugueuse (Bourbonne par exemple), tandis que les eaux de Plombières l'adoucissent. Enfin, Balaruc contient des quantités notables de gaz carbonique, et Bourbonne pas un atome.

Avertissons toutefois qu'on aurait tort d'augurer des propriétés d'une eau minérale uniquement d'après la quantité de principes que la chimie trouve en elle. La fontaine de *la Reinette*, à Forges, elle à qui tant de malades ont dû leur guérison, contient à peine un huitième de grain de fer par pinte, et pas tout-à-fait un grain et demi d'autres sels. L'eau de Balaruc renferme quarante fois plus de sels que celle de Plombières ; mais n'en attendez pas pour cela une efficacité quarante fois plus grande. Ce n'est même que pour celles des Pyrénées qu'on trouve quelque concordance entre les principes d'une eau et ses vertus ; les eaux de Baréges, qui sont les plus efficaces de France, en sont également, ou peu s'en faut, les plus saturées, comme aussi les plus homogènes.

On doit toujours, quand cela est possible, faire choix d'une des sources les plus célèbres dans son espèce, et donner la préférence à celles de l'état. Ces dernières eaux sont ordinairement des plus abondantes et des plus salutaires, bien tenues, mieux fréquentées, pourvues de médecins habiles, là plus indépendants qu'ailleurs, et dès lors plus sincères. Quant à la température, nous avons trois eaux minérales presque bouillantes : les eaux d'Ax, dans l'Arriége ; les eaux d'Arles (50° R.), et celles de Chaudes-Aigues, dans le Cantal (70° R.). Nous connaissons dix sources de 40 à 50° R., comme Bourbonne et Plombières. Environ vingt autres sources se trouvent naturellement de la température qui convient le mieux aux bains, et ce sont celles-là qui ont été reconnues pour les plus salutaires : Baréges, Bonnes, Cauterets, etc. ; dix ou douze eaux sont tièdes, comme celles de Couterne (20° R.), et celles d'Audinac (17°); et les autres sont plus ou moins froides, comme Enghien (11°), comme Forges, Bussang, Contrexeville et Provins. Il est sage de choisir pour bains et douches une eau thermale qui n'ait besoin, pour être employée, ni d'une addition de chaleur artificielle, ni de refroidissement préalable.

Il existe des eaux minérales dont la température est sujette à varier, et cela peut tenir à différentes causes. Celles des Pyrénées se refroidissent quelquefois pendant les plus vives chaleurs de l'été, en conséquence de l'infiltration profonde de l'eau qui résulte de la fonte des neiges. D'autre fois ce refroidissement est occasioné par des pluies abondantes, par le débordement d'un fleuve, par le flux de la mer, ou par la transsudation des eaux d'un étang. C'est ainsi que les fontaines de Balaruc, dans les temps secs, sont quelquefois subitement refroidies par la dérivation des sources vers l'étang de Thau, placé dans le voisinage.

Presque aucune eau minérale ne gèle, à l'exception peut-être des eaux peu salées de Plombières, que le docteur Grosjean a vu glacées.

La plupart des eaux thermales sont situées agréablement, dans le voisinage des montagnes, dans des lieux pittoresques qui quelquefois sont privés de fertilité comme d'industrie. Beaucoup sont entourées d'un sol bouleversé par d'anciens volcans, et deviennent alors par conséquent la principale ressource de leur contrée, où elles attirent des voyageurs curieux, savants, ou malades.

Les eaux de Spa, celles de Sedlitz, du Mont-d'Or et des Pyrénées, offrent beaucoup d'attraits pour les observateurs et les naturalistes. Il existe dans ces lieux d'innombrables curiosités dont il conviendrait de composer des musées spéciaux, qui par eux-mêmes attireraient les étrangers. Les baigneurs et les oisifs, ceux du moins dont l'intelligence est cultivée, devraient profiter d'un voyage thermal pour se livrer à des études d'histoire naturelle et de géologie. C'est pendant la saison des eaux que M. Ramond a fait ce *Voyage au Mont-Perdu*, qui a fondé, mieux que ses autres ouvrages, sa réputation littéraire ; c'est dans nos montagnes que MM. Duvernoy et Elie de Beaumont ont puisé les motifs de leurs belles *Théories géologiques;* et c'est également dans les montagnes de l'Amérique et dans les Alpes que M. Alex. de Humboldt et M. de Candolle ont vérifié l'admirable *loi des lignes isothermes.* Rien n'excite l'imagination et n'élève la pensée comme de séjourner dans les montagnes.

J'ai connu des baigneurs qui n'allaient aux eaux que dans le but d'étendre leurs relations sociales. Dans ces conjonctures, il faut aller soit à Vichy, où se rend le grand monde, et où l'on séjourne plus long-temps qu'au Mont-d'Or; soit à Baréges, à cause de la prompte intimité qu'engendre l'ennui; soit à Bonnes, rendez-vous ordinaire de beaucoup d'hommes d'état; soit à Spa, où l'ivresse des eaux et des plaisirs improvise des affections qui lui survivent.

Quelques personnes préfèrent aux nôtres les eaux étrangères, et il faut convenir que cette prédilection n'est pas toujours sans motifs plausibles. Sans doute les eaux de nos Pyrénées, dans leur genre, comme dans le leur celles du Mont-d'Or et de Vichy, sont sans rivales dans le reste de l'Europe ; mais on trouve à Aix en Savoie une température plus égale, plus de plaisirs à Spa; plus d'affluence, plus de commodités et plus de luxe aux eaux d'Allemagne; Tœplitz, Aix-la-Chapelle et Carlsbad sont des lieux incomparables : ce sont là des eaux à congrès, et que fréquentent avec fruit dans tous les temps les diplomates et les ambitieux. Carlsbad, d'ailleurs, ainsi que l'a prouvé M. Berzélius, contient à la fois différents sels, dont aucune de nos eaux n'a encore offert l'exacte réunion.

Les eaux d'Aix-la-Chapelle sont en même temps acidules et sulfureuses, et plus manifestement que nos eaux d'Audinac. A Loesche et à Schinsnach, en Suisse, on a l'agrément, inappréciable pour quelques uns, de se baigner en compagnie, vingt à trente personnes ensemble, hommes et femmes ; de jouer, de chanter, lire et manger dans l'eau (laquelle d'ailleurs est très efficace), et d'y rester plongé la deuxième semaine, durant ce qu'on nomme *la haute baignée*, jusqu'à six et huit heures par jour.

Quant aux eaux minérales de l'Angleterre, M. Dauberry a trouvé de l'iode dans plusieurs (précisément les Anglais sont un peu scrophuleux) et du brôme dans une vingtaine de sources. Les plus célèbres et les plus mondaines sont celles de Bath, de Bristol et de Cheltenham.

Ceux qui vont aux eaux pour leurs souffrances doivent soigneusement choisir la source la mieux appropriée à leurs maladies. Il est donc prudent de connaître, avant d'entreprendre un pareil voyage, tout ce qu'il est possible de savoir et sur la nature du mal et sur les propriétés de la source à laquelle on va demander guérison.

Les maladies de la peau ne se guérissent ou plutôt ne se modèrent (car la guérison en est si rare !) qu'aux eaux sulfureuses : à Cauterets et à Luchon, si elles sont récentes, et à Baréges, si elles sont plus anciennes. Toutes ces eaux, surtout la dernière, ont de même la vertu de fermer les plaies, de déterger les ulcères, de tarir les fistules avec ou sans carie, ainsi que certains catarrhes. Elles arrêtent les progrès des scrophules, et calment les douleurs provenant d'anciennes blessures. Il y a long-temps qu'on les emploie à ce dernier usage : le grand-père de Henri IV, après la bataille de Pavie, envoya ses guerriers aux Eaux-Bonnes, qu'on nommait alors eaux d'*Arquebusade*.

Les phthisies commençantes, et principalement les catarrhes pulmonaires, guérissent aussi très bien à Bonnes, et quelques oppressions et gastrites au Mont-d'Or. Vichy, Bussang, Saint-Nectaire et Contrexeville, encore mieux que Spa, soulagent les douleurs urinaires et conviennent assez bien dans la gravelle. Toutes les eaux contenant du bicarbonate de soude sont, au reste, dans le même cas; un de nos chimistes a prouvé qu'une solution de ce sel, l'eau de Vichy comme le *soda water*, avait la propriété de dissoudre l'acide urique, principe assez constant des calculs urinaires.

Les personnes affectées de rhumatismes chroniques, d'engorgements des articulations, d'affaiblissement des muscles, doivent aller à Bourbonne, à Plombières, à Luxeuil ou à Balaruc. Les maladies des nerfs doivent être dirigées vers Saint-Sauveur; les pâles couleurs à Bagnères ou à Forges; les paralysies à Bourbon-Larchambault, et les maladies du foie et des entrailles, à Néris et surtout à

Vichy. Quant aux personnes énervées et très affaiblies, il leur faut aller à Dieppe, aux bains de mer, ou, selon les circonstances, à Aix-la-Chapelle ou à Spa, ou bien encore à nos eaux douces des Pyrénées, à Bonnes, par exemple, aux Eaux-Chaudes, ou à Saint-Sauveur.

Il est des femmes qui ne vont aux eaux que dans l'espoir de communiquer à leur teint plus de finesse, plus de fraîcheur et de beauté; en un mot, pour rajeunir. Ces personnes peuvent indifféremment donner la préférence soit à Plombières, soit à Cauterets, soit à Aix en Provence ou à Couterne; mais elles doivent soigneusement éviter Vichy et le Mont-d'Or, et par-dessus tout Balaruc et Bourbonne.

Toutes les eaux, sans exception, sont excitantes; toutes sont nuisibles lorsqu'il y a fièvre, inflammation, pléthore, maigreur ou sensibilité excessives, crachement de sang, apoplexie ou mal caduc. Cette remarque ne souffre aucune restriction.

Il existe aussi, pour beaucoup de sources, quelques particularités de convenance ou de contre-indication qu'il est bon de faire connaître. Ainsi les eaux de Balaruc et de Bourbonne ont quelquefois calmé les douleurs de la goutte, tandis que celles de Baréges et de Vichy les exaspèrent constamment. Vichy et Spa, comme toutes les eaux mousseuses, adoucissent les maux de vessie, que les eaux sulfureuses ont coutume d'aggraver. Bourbonne avive les dartres et Baréges les amortit. Enfin le Mont-d'Or fait empirer les scrophules, que Cauterets guérit fréquemment.

Tous ces faits prouvent assez que beaucoup d'eaux ont des vertus spéciales; que souvent l'une excite ce que l'autre adoucirait. Cela suffirait même pour démontrer que ces sortes de pèlerinages aux sources minérales, outre la dissipation et les plaisirs, ont des effets directs, une efficacité réelle. Et si quelques incrédules persistaient à ne voir dans de pareils effets que le résultat d'influences purement morales, nous les prions de se rappeler qu'on guérit à l'une des sources de Cauterets tous les chevaux un peu *poussifs* du haras voisin. Cette cure singulière, qui se répète chaque année, ne dure presque jamais plus de vingt jours.

J'ai omis de dire que beaucoup de personnes attribuent à de certaines eaux la propriété de remédier à la stérilité, et cette opinion n'est pas aussi erronée qu'on pourrait le croire. En effet, les eaux rétablissent des fonctions indispensables à la maternité ; plusieurs guérissent des maladies ou des infirmités nuisibles à la conception, et beaucoup redonnent des forces, de la vigueur, du bien-être et une douce quiétude, toutes choses propices aux passions tendres.

La fontaine de la *Sauvenière*, à une lieue de Spa, tout près d'un joli bois, jouit d'une grande réputation sous ce rapport; mais on a coutume de joindre à l'usage de ces eaux certaines pratiques superstitieuses auxquelles nos dames françaises ne se soumettraient pas volontiers. Apparemment nous n'aurions point eu de Saint-Barthélemy sans les eaux de Bourbon-Lancy, puisque Catherine de Médicis ne devint mère que neuf mois après les avoir prises, au bout de 11 années d'un mariage stérile.

Quant à l'époque des eaux, la plupart des établissements ouvrent la saison vers le 1er juin, et la closent le 1er ou quelquefois le 15 octobre, et c'est déjà bien tard. Il y aurait souvent du danger, surtout dans les montagnes, à séjourner aux eaux davantage. Outre le brouillard et l'humidité, le froid du soir et du matin deviendrait pernicieux pour les corps que les bains et les douches ont rendus plus perméables et plus susceptibles. Il est pourtant quelques lieux assez heureusement situés ou prudemment garantis pour qu'on puisse y prendre les eaux dans toutes les saisons. La chose est possible à Aix-la-Chapelle et à Bagnères, aussi bien qu'à Dax, entre Baïonne et Bordeaux.

A Baréges, de même que dans tous les autres thermes des Pyrénées, il faut se tenir en garde contre les intempéries, les ouragans, et contre les torrents ou *gaves* rapides. Les orages sont fréquents au Mont-d'Or, et le gaz carbonique qui s'échappe des sources est alors si abondant, particulièrement aux sources de la *Grotte* et du *Pavillon*, que l'on s'exposerait à être asphyxié si l'on persistait à prendre son bain. On cite un Catalan qui perdit ainsi la vie par entêtement. Cet homme se trouva subitement asphyxié, à peu près comme on le serait dans de certaines cavernes du royaume de Naples, si l'on avait l'imprudence de s'y tenir couché.

Pour ce qui est de la dépense, les eaux de Bourbonne et du Mont-d'Or sont les plus économiques de toutes les eaux de premier ordre. Le voyage est plus court, le séjour moins long ; on n'y passe guère plus de 15 à 25 jours. Mais à Vichy, on ne peut pas séjourner beaucoup moins de 40 jours ; encore les eaux n'ont-elles souvent tout leur effet que quelque temps après qu'on les a prises. Les plus onéreuses de toutes sont celles des Pyrénées; il y a d'abord le double voyage, qui est au moins de 200 postes ; il y a le séjour, que prolongent mille curiosités ou tentations de pèlerinage ; ensuite il y a les courses à cheval, le logement, la vie, les douches et bains, les abonnements, les plaisirs du voisinage, les spectacles et les bals de Bagnères, les réunions cérémonieuses de Saint-Sauveur et les fêtes de Cauterets. On trouve en outre sur son chemin des médecins expérimentés qu'on aurait tort de n'aller pas consulter, entre autres le vieux et très respectable M. Dassieu. Il faut des guides, de douces montures, des carrioles, et même quelques nouveautés littéraires pour dissiper l'ennui des mauvais jours. C'est une affaire de 15 à 1800 fr.

Tout calculé cependant, on dépense encore plus pour se rendre malade que pour se guérir.

—

EAUX

SULFUREUSES THERMALES.

EAUX DE BARÉGES.

C'est ici la source minérale la plus connue, la plus vantée, et sans contredit la plus méritante de la France et de l'Europe. La réputation de ce lieu est si bien faite aujourd'hui qu'il peut se passer de prospectus et d'annonces ; il pourrait même lutter contre la partialité des médecins et l'injustice des auteurs. Baréges a cela de commun avec la plupart des hommes d'un vrai mérite, qu'il a dû à lui-même toute sa renommée; qu'il a attendu patiemment la fortune sans rien devoir à l'intrigue, sans jamais se prêter aux caprices de la mode, sans complaire aux fantaisies des grands, et qu'il a constamment dédaigné les ornements frivoles, pour mieux conserver sa physionomie austère et un peu sauvage. Aussi les commencements de Baréges furent obscurs et difficiles. Avant Louis XIV, il n'y avait là pour habitations que des cabanes, pour clientèle que des montagnards gazouillant le joli patois de Henri IV, pour restaurateurs que des marchands d'ail et d'olives; d'hommes du monde et de citadins élégants, pas un.

A quelque temps de là, le duc du Maine devint souffrant, et donna des inquiétudes à la cour. Ce jeune prince avait ce tempérament si familier à nos Parisiens d'aujourd'hui : il était lymphatique, un peu faible, un peu scrophuleux (mot affreux, qu'on se gardait bien de prononcer); il avait l'esprit vif et très précoce, la tête trop volumineuse, les jointures un peu gonflées, et par-dessus tout cela un commencement de pied-bot. — Un pied-bot! un fils de Louis XIV! — Mon Dieu, oui. — Vous jugez comme cela jurait parmi ces superbes vanités en talons rouges, au milieu de ce concours perpétuel de galanteries, de louanges outrées, de fêtes et d'amours : cela scandalisait, cela blessait ; c'étaient des pourparlers, des consultations, des commérages à n'en plus finir. — Que dit Fagon ?..... Fagon, médecin du roi, bon courtisan, et néanmoins ami dévoué de madame de Maintenon, alors en sous-ordre et sans puissance, Fagon ne disait rien, essayant de lire dans les beaux yeux de madame de Maintenon et sa pensée secrète et ses désirs. Enfin un voyage fut décidé, un voyage bien loin de Versailles, un voyage aux eaux, à Baréges. Ah! c'est qu'une fois séparé de son fils par l'immense intervalle de 200 lieues, le grand roi, alors mal distrait par madame de Montespan, s'inquiéterait du duc du Maine, dépêcherait plusieurs fois la semaine des courriers quérir des bulletins, écrirait de son *auguste* main à la spirituelle Maintenon, qui alors laisserait courir sur le papier cette raison enchanteresse, cette grâce de dire qu'elle n'aurait jamais osé produire dans le petit salon de madame de Montespan, en présence de Louis XIV et du grand Condé.

Deux mois passés à Baréges redonnèrent au jeune prince plus de forces, plus de santé; mais le pied-bot n'était point guéri! MM. Delpech et Duval n'avaient pas encore inventé leurs ingénieuses machines. Le grand et merveilleux effet des eaux, cette fois-là, fut pour madame de Maintenon et pour Louis XIV. Mademoiselle d'Aubigné-Scarron revint de Baréges favorite et maîtresse adorée, et elle retrouva Louis XIV dans un enthousiasme effervescent, dans un amour qui faisait rougir sa vertu, toute grande personne qu'elle était.

De cette circonstance particulière date la grande célébrité de Baréges. C'est depuis lors

que ce lieu thermal reçoit la visite des grands malades et des infirmes qu'on désespère de guérir ailleurs. Vers juin ou septembre, quand on est riche et quand on souffre, surtout si l'on aime à voyager, vers les cinq heures du soir on prend la poste rue Blanche ou rue J.-J.-Rousseau, et l'on court à Bordeaux; de Bordeaux, on se rend, par Pau, à Luz; et, après avoir été bien cahoté, depuis Bordeaux, dans de mauvaises voitures et sur des routes assez mal entretenues, on arrive à Baréges au milieu du jour. Vous vous trouvez alors dans un triste village, mal bâti, n'ayant qu'une rue; vous êtes au milieu des vieilles Pyrénées, de toutes parts environné de montagnes couvertes de neiges en tout temps, à peu de distance de Saint-Sauveur, de Cauterets et de Bagnères; et vous êtes élevé à près de 4,000 pieds au-dessus du niveau de la mer; vous respirez dans les nuages.
côté, vous voyez le pic d'Ayré, et de l'autre un gave ou torrent nommé *Bastan*, lequel prend sa source dans les montagnes voi-

sines, et dont le cours s'alimente et se grossit de la fonte des neiges au printemps. Ce torrent devient quelquefois si puissant, si rapide, qu'il roule avec fracas parmi ses flots des rochers, des débris de montagnes, même des maisons, s'il s'en trouve sur son passage: spectacle attristant, mais instructif, puisqu'il enseigne comment les plus hautes montagnes ont pu disparaître de la surface du globe, et qu'il n'y a rien d'éternel, si ce n'est cette volonté qui préside à la destruction comme au renouvellement de toutes choses.

Tout près de Baréges, à côté de ce torrent, de ces ravins, de ces avalanches, on voit une jeune forêt de hêtres, seule verdure de cette Sibérie méridionale: c'est comme une protection à côté des dangers, un abri tout près des orages.

Mais les sources! Il y a six sources à Baréges; toutes ont des noms distinctifs, une température différente, et des propriétés jusqu'à un certain point particulières.

1° La *Chapelle* ou *la Grotte* est assez abondante; sa chaleur n'est que de 24 à 25° R. Le trop-plein de son réservoir est dirigé vers les cabinets alimentés par des sources plus chaudes, afin d'en rendre les bains plus tempérés, plus supportables.

2° Le *Bain-Neuf* ou *Royal*, dont la température est de 29° R.

3° L'*Entrée*, source dont la chaleur s'élève à 31° R. Cette source est une de celles qu'on mitige et tempère le plus avantageusement à l'aide des dérivations de la *Chapelle*.

4° *Bain du Fond*, dont la température est d'environ 28°.

5° *Bain Polard*, qui a 30° R. de chaleur, et beaucoup de renommée pour les maux invétérés. Polard est le nom de l'ingénieur qui, en 1735, ouvrit la route qui conduit à Baréges.

6° La *Tempérée* ou *Dassieu* (nom du médecin le plus célèbre des Pyrénées); la chaleur en est de 27° R. Source très fréquentée.

Ces six sources différentes sont réparties entre quinze cabinets de bains, qui, à cause de la diversité des eaux qui s'y rendent, ont chacun leurs malades, leurs habitués. Il y a de plus deux piscines, une pour les militaires, l'autre pour les pauvres. Les baignoires sont en marbre, et enterrées dans le sol; mais tout est, du reste, mal organisé, soit pour la commodité, soit pour la décence. Les quatre bains de la source *Polard* sont un peu mieux construits que les autres, et sont cependant fort loin de ce qu'on voit à Cauterets et au Mont-d'Or.

Outre les quinze bains, il existe à Baréges deux douches, qui chacune ont une source solée : l'eau de la *grande douche* s'élève à 36° R.; la température de la *petite douche* n'est que de 34°.

L'eau de Baréges est si homogène, les ingrédients qui la composent y sont dans des proportions si concordantes, qu'elle est toujours d'une limpidité parfaite, et très difficile à troubler; à cause de cela, c'est une des eaux qu'on transporte le plus facilement au loin sans lui faire éprouver de détérioration notable, et cela même en accroît et l'importance et la célébrité.

Elle paraît peu sulfureuse lorsqu'on la goûte, mais il en est tout autrement à l'odorat : l'odeur *d'œuf couvé*, ou d'hydrogène sulfuré, y est très prononcée. Chaque source de Baréges, et de beaucoup d'autres lieux des Pyrénées, dégage des bulles d'un gaz que M. Longchamp a reconnu pour être de l'azote très pur.

Le sulfure de sodium, le sulfate de soude, de la soude à l'état caustique, et de la silice, entrent dans la composition de ces eaux. On y a aussi découvert une matière animale gélatiniforme, qu'on a surnommée *barégine*, encore bien qu'elle ait été trouvée ailleurs qu'aux sources de Baréges. Feu M. Anglada et M. Longchamp ont analysé cette substance avec beaucoup de soins : le premier de ces chimistes surtout, l'un des meilleurs professeurs de Montpellier, s'est appliqué à démontrer combien les eaux sulfureuses artificielles étaient indignes d'êtres substituées aux eaux naturelles de Baréges ; et quoique depuis son beau travail les fabricants de Paris aient considérablement modifié leurs procédés, il est permis de croire que l'imitation est encore bien loin de la nature.

L'eau de Baréges ne redoute la rivalité ni de Cauterets, ni de Luchon, lieux mondains et délicieux où se rendent de préférence les demi-malades ; les malades véritables sont pour Baréges. Ici la nature a donné les eaux comme il en faut, ni trop chaudes, ni trop froides, diversifiées d'ailleurs selon presque toutes les constitutions; toujours claires, toujours elles, et assez bonnes à boire, si ce n'était l'odeur. Soit à cause de la soude caustique qu'elles renferment, soit par tout autre principe, ces eaux sont fort excitantes : elles suscitent bientôt une sorte de fièvre, et de là dérivent leurs excellents effets dans un grand nombre de maladies chroniques. Elles activent la circulation, stimulent les organes, et donnent à la vie plus d'extension, plus de vigueur.

Si une personne bien portante se met à l'usage des eaux de Baréges, il en résulte bientôt de l'irritation, des picotements à la peau ou à la gorge, de l'agitation dans les muscles; la tête devient lourde, la digestion pénible; le sommeil est troublé. Ces effets sont encore plus prononcés s'il s'agit d'un homme fort, sanguin et pléthorique: presque toutes les sécrétions sont alors comme interceptées; il y a moins d'urines, le ventre est paresseux, l'appétit perdu. C'est comme après des veilles excessives ou des abus de café. Il ne faut donc jamais recourir à l'usage de ces eaux ni dans les palpitations ni dans les anévrismes; jamais, s'il y a imminence d'apoplexie ou de pertes, d'hémoptysie ou du mal caduc; jamais dans l'asthme, dans les maladies de poitrine, ni dans les paralysies cérébrales, ni quand il existe des douleurs de tête, des gastrites, des maux de reins ou de vessie. J'ai remarqué à Bagnoles que les eaux excitent quelquefois en de jeunes sujets de telles douleurs dans la vessie qu'on serait tenté de croire alors à l'existence d'un calcul.

Il en est des eaux de Baréges comme de tous les remèdes souverains : miraculeuses là où elles conviennent; mais très préjudiciables et vraiment dangereuses si on les prend à contre-temps ; jamais insignifiantes.

Ces eaux conviennent beaucoup dans les rhumatismes chroniques, dans les rhumatismes des muscles et des ligaments surtout, peu dans ceux qui attaquent les articulations. Elles exaspèrent presque toujours la goutte, et souvent la reveillent si elle était assoupie, et cela parce que la plupart des goutteux sont des hommes sanguins et pléthoriques. Elles font presque constamment du mal aux hommes de cette constitution : s'ils ont des dartres, elles les rendent plus vives; alors aussi elles enflamment et font suppurer les glandes engorgées, elles donnent lieu à des phlegmons, à des abcès. On cite même l'exemple de quelques personnes sanguines qu'on a trouvées mortes dans leurs bains.

Hors ces cas de pléthore sanguine, les eaux de Baréges soulagent la sciatique, le lumbago, les entorses, d'anciennes luxations, des tumeurs blanches, et quelquefois elles guérissent de fausses ankyloses, des claudications. M. Gasc, qui a bien étudié les effets de ces eaux, fait observer qu'elles ne guérissent jamais les tremblements nerveux, et qu'elles échouent souvent contre les scrophules, à moins qu'on n'en seconde l'effet soit avec des frictions mercurielles, comme le conseillait Bordeu, soit par des préparations d'iode, ainsi que nous le pratiquons à Bagnoles depuis la découverte du docteur L***.

Mais le triomphe des eaux de Baréges, c'est dans les maladies de la peau qu'elles l'obtiennent, principalement si ces maladies sont superficielles et anciennes. A la vérité, beaucoup de ces guérisons ne sont que passagères et peu durables, et elles sont plus apparentes que réelles; mais enfin, ne guérissent-elles de pareils maux que durant six mois, ce serait encore beaucoup, puisque aucun autre remède n'agit ni aussi bien ni avec autant d'innocuité.

On a l'habitude de soumettre les malades d'abord aux eaux les plus tempérées, puis graduellement à des sources plus chaudes, plus excitantes. L'éruption dartreuse commence par rougir, par devenir plus vive, plus douloureuse; mais un mieux sensible succède bientôt à cette exaspération momentanée, et au bout de deux mois les eaux ont produit leur effet; inutile d'en prolonger ultérieurement l'usage.

Les eaux de Baréges excellent également dans les plaies fistuleuses, avec ou sans carie, dans les vieux ulcères, surtout s'ils sont variqueux; après les coups de feu; dans les paralysies par cause locale et appréciable. Elles guérissent les ophthalmies invétérées et la chlorose, soulagent les douleurs lentes du foie et de la rate; mais elles échouent fréquemment dans les maux vénériens.

Nonobstant les puissantes qualités de ses eaux et son immense réputation, Baréges ne reçoit guère plus de 1,000 à 1,200 malades chaque année, et les militaires y sont d'ordinaire en majorité. C'est le lieu thermal où le ministre de la guerre envoie le plus d'infirmes, de convalescents et de blessés. Beaucoup de motifs dissuadent les malades civils ou d'un voyage ou d'un séjour prolongé à Baréges : d'abord, rien n'y flatte la vue; vous n'avez là pour perspective (à l'exception du *Sopha*) que des montagnes arides, des neiges, des torrents, des ravins à faire frissonner, et pas le plus petit ombrage pour calmer tant d'émotions et pour vous recueillir, nulle verdure pour récréer les yeux, pas de lieu de réunion, presque aucune société : absence de plaisirs. Les 80 maisons dont se compose le hameau thermal restent inhabitées huit mois de l'année; l'hiver, on ne laisse là que quelques sentinelles perdues, préposées à leur garde : les appartements, en conséquence de cet abandon, sont mal nantis de tous les objets d'utilité, et totalement dépourvus de ces jolis attirails de luxe que la vie citadine a rendus si nécessaires. Sans doute, les eaux de Baréges vous guériraient; mais je suis de votre avis, mieux vaut mille fois rester pour toujours malade que d'éprouver un instant d'ennui.

On remarque aussi que les sources de Baréges sont trop peu abondantes pour alimenter convenablement tout à la fois et les bains civils et les piscines militaires. Ce sont des conflits perpétuels et souvent attristants entre l'inspecteur, que personne ne soutient, et l'autorité militaire, toujours maîtresse et souvent despote là où elle est admise à un égal partage. On se dispute les eaux dès l'aube du jour; on s'arrache les douches. Ce sont des combats de corridor, des escarmouches de baignoires, dont le monde bourgeois sort toujours rancuneux, mais vaincu. Il y aurait un moyen bien simple de rendre la paix à Baréges, et de faire cesser tant de rivalités pénibles : ce serait de fonder un hôpital militaire à Ax, où se trouvent des souces fort abondantes, et d'expatrier pour toujours de Baréges toute cette armée qui fait peur aux malades civils. Il y aurait dès lors plus d'union entre les baigneurs, plus de société, moins d'ennui; on pourrait prendre sa douche à l'heure prescrite, sans courir la chance d'un duel; on aurait des songes plus attrayants, moins lugubres, et l'on verrait beaucoup moins de robes déchirées par des éperons.

N. B. Baréges est d'une origine toute moderne : les Romains ne l'ont point connu. Le mot de Baréges veut dire *lieu caché.*

Les médecins qui ont le plus concouru à la réputation de Baréges sont : les deux Bordeu, Dassieu et Delpit. — Un riche Anglais, sir Crawfort, militaire dont ces eaux avaient guéri les blessures, a laissé aux baigneurs indigens de Baréges une rente perpétuelle de 50 livres sterling.

EAUX-CHAUDES, ou AIGUES-CAUDES.

—

Les *Eaux-Chaudes* sont situées dans une gorge de la vallée d'Ossau, à une lieue de Laruns (Basses-Pyrénées). On y arrive par une fort belle route percée à travers les rochers. Tout près de là est la petite rivière de Gabas. De Pau, dont on suit la route, il y a aux Eaux-Chaudes environ huit lieues.

Le village est petit : il est tout au plus composé de dix à douze maisons, dont la construction même ne remonte qu'à quelques années. Ces maisons sont peu logeables : à peine y trouve-t-on le simple nécessaire. Les commodités de la vie citadine, le *confortable*, comme disent nos judicieux voisins, toutes ces mille fantaisies du luxe que l'habitude d'une vie heureuse rend bientôt indispensables, tout cela manque aux Eaux-Chaudes. Il est aisé de voir que ce lieu thermal n'a jamais été fréquenté que par des malades de la contrée, gens trop simples ou trop souffrants pour s'occuper d'une habitation et de ses embellissements. Les étrangers vont rarement prendre ces eaux. On les visite pour le médecin qui les administre plus peut-être que pour elles-mêmes.

On connaît aux Eaux-Chaudes les six sources suivantes :

Lou Rey (le Roi), dont la température est de 26 degrés R. ;

L'*Arressecq* (c'est-à-dire le moulin à scie), de 20 degrés ;

La source *Baudot*, de 22 degrés environ ;

L'*Esquirette* (la Clochette), de 27° R. ;

Lou Clot (le Trou), de 28 degrés ;

Enfin, la source *Mainvielle*, qui est froide (9 degrés).

De ces différentes sources jaillit une eau fort limpide, parfaitement incolore, et presque sans odeur. Elle a la légèreté de l'eau distillée. M. Longchamp, qui paraît l'avoir analysée, dit n'y avoir trouvé qu'une petite quantité de sulfure de sodium, que quelques traces d'alcali libre ou caustique, et en outre un peu de sulfate de chaux et un peu de silice.

Les deux plus sulfureuses des six sources, l'*Esquirette* et l'*Arressecq*, sont néanmoins de deux tiers plus faibles que les Eaux-Bonnes, c'est-à-dire de 13/15 moins fortes que l'eau de la *Grande-Douche* de Baréges. — On les emploie sous toutes les formes : boisson, douches et bains.

Ces eaux sont ordinairement employées contre la paralysie et contre les rhumatismes, à peu près comme les eaux salines thermales des autres pays. On les conseille aussi dans les engorgements d'entrailles, dans l'hypocondrie, dans les maladies du foie et de la rate, dans la jaunisse et contre les pâles-couleurs.

On prescrit ordinairement l'eau de la source de l'Arressecq pour boisson d'ordinaire, et l'eau de l'Esquirette, qui est plus forte, comme *vin d'extra*, et pour terminer le repas thermal, ou la cure. On prétend que cette dernière eau, prise à la dose de plusieurs verres, a quelquefois enivré les malades.

Jadis on les croyait efficaces contre la stérilité, et sans doute c'est à cette croyance qu'elles ont dû leur surnom espagnol d'*empregnades*, qui veut dire *engrosseuses*.

On y a souvent amené avec fruit les chevaux poussifs du haras voisin.

Ces eaux sont ouvertes aux malades depuis le 1er juillet jusqu'au 1er novembre : c'est un mois plus tard que la plupart des autres eaux minérales de ces contrées.

Les Eaux-Chaudes étaient fort à la mode du temps de Henri IV, qui, quand il était simple roi de Navarre, y fit plus d'un voyage, suivi de sa cour.

Sa sœur Catherine les visita aussi en 1591,

deux ans après l'avènement de Henri IV, ainsi que le témoignent plusieurs inscriptions, entre autres celle-ci, qui est placée un peu au-dessus de la source de l'Arressecq :

A DAME CATTIN
DE FRANCE, SOEUR DU ROI TRÈS CHRÉTIEN
HENRI IV.
En juin 1591, etc.

La vallée d'Ossau, ainsi que l'indique son nom (*ursini saltus*, saut de l'ours), sert de refuge et de patrie à beaucoup d'animaux remarquables par la beauté de leur fourrure, et quelques uns même par la délicatesse de leur chair. On fait dans cette vallée un assez grand commerce de pelleteries, et la chasse à l'ours y est devenue une sorte de profession pour quelques montagnards sans peur et sans travail. Il y a sur le plateau de *Benou*, à la réunion des vallées d'Aspe et d'Ossau, un paysan qui à lui seul a déjà tué trente-trois ours, et qui a retiré de cette chasse

5,676 fr. (100 fr. d'indemnité par ours, et 72 fr., prix ordinaire de chaque peau).

Au village d'Iseste, où naquit notre célèbre Bordeu, en 1722, on trouve une grotte remarquable par ses stalactites énormes, ses pierres étincelantes, son profond silence, sa fraîcheur et son obscurité. A l'extrémité de la grotte, on ne découvre que des montagnes couvertes de forêts.

Si nous parlons des Eaux-Chaudes, c'est moins à cause d'elles que pour l'inspecteur actuel le docteur Samonzet, homme capable et expérimenté, que vont visiter quelquefois avec mystère, et comme à la dérobée, les habitués des eaux environnantes.

De Bonnes aux Eaux-Chaudes il y a deux lieues.

EAUX DE LUCHON.

—

Luchon, qu'on nomme souvent *Bagnères-de-Luchon*, parce qu'en effet on y prend des bains comme à l'autre Bagnères, est une toute petite ville qui occupe la belle vallée de Luchon, entre la Pique et le Go, et assez près du confluent de ces deux rivières, à 3 lieues de Saint-Béat, et à environ 2 lieues des frontières d'Espagne.

Cette vallée de Luchon est sans contredit l'une des plus pittoresques, des plus populeuses et des plus productives des Pyrénées. Les montagnes qui l'environnent sont couvertes de pâturages et de forêts, et occupées çà et là par de riches habitations et de jolis villages. Le sol de la contrée a tant de fertilité qu'il donne quelquefois deux récoltes dans la même année.

Luchon n'est guère qu'à 1830 pieds au-dessus du niveau de la mer. Aussi la température de l'air y est-elle d'une douceur si parfaite et si égale, que beaucoup de malades passent toute l'année dans la ville, prenant des bains dès le mois d'avril, et les continuant quelquefois jusqu'en décembre. — Ce n'est pas que cette manière d'agir me semble judicieuse et profitable : c'est tout simplement un fait que je constate. L'hiver n'y est jamais rigoureux.

L'édifice thermal se compose de quatre corps de bâtiments : la façade du bâtiment principal a quelque chose d'imposant. Tous ont été reconstruits il y a environ vingt-cinq ans par l'influence active de M. Richard, préfet de la Haute-Garonne sous l'empire, dont le nom demeure attaché à l'un des établissements. C'est un hommage mérité.

On a élevé tout près du principal édifice une sorte d'autel votif, dans le but sans doute d'attester l'antiquité de ces thermes, que les Romains fréquentèrent jadis, si l'on croit au témoignage des piscines en briques cimentées et des fragments de statues et de colonnes qu'on découvrit dans le voisinage, il y a déjà quelques années.

Ce qu'on nomme le *Grand-Bain* consiste en vingt-huit cabinets de bains, renfermant vingt et quelques baignoires en marbre. — Mais l'établissement *Richard* n'est composé que de huit cabinets, contenant à eux tous dix ou douze baignoires en marbre comme les précédentes. Chaque cabinet de bains a sa douche : car on ne va effectivement à Luchon, à quelques exceptions près, que pour des maladies graves qui nécessitent l'emploi des douches. Il y a de plus un cabinet réservé uniquement pour les douches de la *Grotte-Supérieure*, et un autre cabinet consacré aux bains de vapeur pour les rhumatismes.

Les *Bains-Ferras* n'ont que six cabinets de bains, dont les baignoires sont en bois. Ces quarante ou cinquante cabinets de bains nantis de douches sont alimentés par huit à dix sources différentes, dont la température n'est pas la même, et qu'on désigne par les noms suivants :

1° La Grotte-Supérieure, qui marque	48° R.
2° La Grotte-Inférieure, ou des Romains	*idem.*
3° La source Richard	40° R.
4° La source Ferras.	28° R.
5° La Reine	39° R.
6° La source aux Yeux . . .	31° R.
7° La source Blanche. . . .	20° à 24° R.
8° La source Froide, ou la Douce	17° R.

Toutes ces sources jaillissent du pied rocailleux de la montagne, très près l'une de l'autre, et de manière à former par leur réunion comme un fer à cheval.

Les eaux de Luchon sont limpides et incolores : si plusieurs paraissent noires, c'est un effet de leur parfaite transparence, qui permet de voir à distance les galets noirs et les ardoises qui occupent le fond des fontaines. La fontaine *Blanche* est la seule dont les eaux soient habituellement louches, à peu près comme celles de Bagnoles. Elles ont le goût et l'odeur des eaux de Baréges.

De toutes les eaux des Pyrénées celles-ci sont les plus chargées des principes, les plus saturées de sulfure de sodium. Il en faut pourtant excepter la source Blanche, qui est la moins saturée des Pyrénées, si on fait abstraction de la source *Mainvielle* des Eaux-Chaudes, encore plus faible qu'elle.

Ces eaux contiennent :

Beaucoup de sulfure de sodium, plus même que celles de Baréges ;

Un peu de sulfate de soude et de sulfate de chaux ;

Un peu de muriate de soude ;

Des traces d'acide hydro-chlorique ;

De la silice ;

De même que du *carbonate de soude*, élément rare dans cette sorte d'eaux minérales.

Un phénomène assez singulier pour être remarqué, c'est que l'eau des sources de la Reine et de la Grotte-Supérieure, quand on la mêle à beaucoup d'eau provenant soit de la source Blanche, soit de la source Froide, donne fréquemment un mélange trouble et louche, ressemblant à l'effet immédiat de certains réactifs. Cette liqueur mixte paraît tenir en suspension un précipité prêt à se déposer ; on la prendrait pour du *lait virginal*, résultant de quelques gouttes de teinture de benjoin ou de myrrhe qu'on aurait laissées tomber dans un verre d'eau limpide.

On ramène la transparence dans un bain ainsi composé de deux espèces d'eaux, en ajoutant une plus grande quantité de l'eau de la Grotte-Supérieure. Il est probable que l'eau mélangée ne devient trouble que parce que l'acide, prédominant dans l'eau de la Grotte-Supérieure, décompose, sans d'abord en saturer complétement la base, l'un des sels contenus dans les sources tièdes. Il se pourrait aussi que l'eau la plus saline et la plus chaude, perdant subitement de sa chaleur par son mélange avec une eau plus froide, conservât dès lors trop peu de chaleur pour maintenir à l'état de solution invisible les sels abondants dont elle est naturellement imprégnée.—Les sources de la Reine et de la Grotte-Supérieure laissent sublimer du soufre sur leurs parois.

On fait usage des eaux de Luchon sous toutes les formes et de toutes les manières : en boisson, en bains entiers, en demi-bains, en fomentations; comme collyres, dans les maux d'yeux; en injections, dans les cas de fistules profondes, de même que pour certaines maladies de l'oreille; en douches, en lotions, en vapeurs, etc.

On doit en prescrire l'usage particulièrement pour les maladies scrophuleuses, pour les affections graves de la peau, dans certaines paralysies qui ne proviennent point d'altérations du cerveau, et aussi dans les rhumatismes chroniques et les vieux ulcères.

M. le docteur Barrié, l'inspecteur actuel, a vu s'améliorer à Luchon des dartres de différentes espèces, des engorgements glanduleux, ainsi que beaucoup de ces accidents que le public a coutume d'attribuer à un *lait répandu*. Il en a pareillement obtenu de bons résultats dans les douleurs rhumatismales très anciennes, dans les ophthalmies invétérées, dans les caries des os, dans les écoulements d'oreilles, dans les accidents déterminés par une gale mal traitée ou trop subitement guérie; mais surtout dans les engorgements indolents et scrophuleux des articulations, dans les tumeurs blanches du genou, etc.

Elles ont aussi réussi dans les vieux catarrhes de la poitrine, qui ont si souvent l'apparence de la phthisie, de même que dans les catarrhes chroniques de la vessie; mais elles ne conviennent qu'à des personnes grasses et peu sensibles. Pour peu que les nerfs soient susceptibles, que le sang soit abondant ou la faiblesse prononcée, les eaux de Luchon deviendraient fort dangereuses : car il n'en est pas d'aussi excitantes, pas même celles de Baréges.

Il est certain d'ailleurs que les eaux de Baréges, quoique plus faibles, sont pourtant plus efficaces que celles de Luchon contre les maladies de la peau déjà anciennes, de même que pour combattre des douleurs succédant à des blessures. Elles s'attaquent de préférence, et avec succès, aux infirmités les plus invétérées. Il faut, au contraire, des maux plus récents, mais sans irritation ni fièvre, à celles de Luchon.

Il est rare qu'on prenne par jour plus de deux à trois verres de ces eaux si excitantes, et même beaucoup de malades se bornent à en faire usage extérieurement. Pour les boire, on les coupe presque toujours avec le lait ; on les tempère pour en composer des bains.

On se promène beaucoup à Luchon : les

promenades y sont agréables et variées ; peu de lieux en ont d'aussi belles. La plus magnifique de toutes porte le nom de *Cours d'Etigny*, en mémoire de l'intendant qui l'a plantée, et qui de plus a fait la fortune de ce pays, dont il déblaya les sources, qu'il eut soin de rendre accessibles.

Le chimiste Bayen a aussi beaucoup fait pour Luchon. Il en a analysé et fait connaître les eaux. Son analyse, qui remonte à 1766, est fort remarquable pour le temps. Il fut le premier à y démontrer la présence du sulfure de soude, ainsi que des sulfate, muriate et carbonate de soude, etc. Il est à regretter que M. Longchamp, tout admirateur qu'il est de Bayen, n'ait pas encore publié ses études chimiques sur les sources de Bagnères et de Luchon. — Déjà le médecin Campardon, trois années avant l'analyse de Bayen, avait publié un mémoire intéressant sur ces eaux.

Le cours d'Etigny est bordé à droite et à gauche par de jolies habitations et de beaux hôtels, comme les Champs-Elysées de Paris, à quelques différences près ; et tout cela est meublé avec goût et décence, quelquefois même avec recherche.

Des mille à dix-huit cents baigneurs qui, année commune, visitent les eaux de Luchon pour y guérir ou s'y distraire, les uns habitent les maisons de la grande promenade, les autres choisissent un logement dans la ville. — La plus grande affluence des étrangers est ordinairement depuis juillet jusqu'à la mi-septembre. — Le séjour à Luchon est de vingt à quarante jours.

« . . . . . Les environs de Luchon fournissent toutes les provisions nécessaires à l'existence. On y trouve abondamment des fraises et des framboises depuis juin jusqu'en septembre, ainsi que de très bons raisins noirs, que l'on y apporte d'Espagne dès le commencement du mois d'août. Plusieurs traiteurs reçoivent chez eux à table-d'hôte, ou font servir à domicile : c'est comme à Cauterets.

« Le Wauxhall est sur le cours. On y donne par semaine deux bals, où se réunissent les personnes de la société.

« Tout près de là est un beau café, et, sur l'autre côté du Wauxhall, un cabinet de lecture, bien fourni en ouvrages de toute espèce.

« Les étrangers qui visitent cet établissement thermal font de fréquentes promenades vers le beau lac de Seculejo, qui est situé à environ trois lieues de la ville de Luchon. C'est un des plus beaux lacs qu'on puisse rencontrer à une si grande élévation. Sa forme est celle d'un oval régulier; de hautes montagnes l'environnent dans tous les sens, si ce n'est vers l'entrée, où une digue naturelle, peu élevée au-dessus de son niveau, permet d'en embrasser la vaste étendue, en même temps que les pentes verticales qui lui servent de parois. Mais la chose la plus étonnante est cette belle cascade, haute de plus de *huit cents pieds*, qui tombe perpendiculairement dans cette magnifique pièce d'eau.

« . . . . . Les montagnards ne manquent pas de vous montrer le village de Saint-Aventin, qui est dans une position fort singulière, et ils ne vous font pas grâce de l'empreinte du pied de saint Aventin, empreinte conservée par le rocher d'où, ainsi qu'ils le répètent d'une voix émue, le saint homme s'élança jusqu'au sommet de la montagne opposée.

« Les communications de Luchon sont très faciles. Outre le service de la poste, qu'on fait aller jusque là depuis quelques années, le courrier et deux diligences de Toulouse y arrivent trois fois par semaine. Le trajet de Luchon à Toulouse se fait en un jour..... D'autres voitures, soit publiques, soit particulières, arrivent journellement dans la ville; et, comme la plupart s'en retourneraient à vide, les baigneurs peu aisés ou économes peuvent en profiter pour se retirer à peu de frais.

« . . . . . Une autre route conduit en un jour de Bagnères-de-Luchon à Bagnères-de-Bigorre, en passant par les délicieuses vallées de Larboust, de Louron, d'Aure et de Campan. Ce voyage, un des plus pittoresques et des plus agréables qui soient, ne saurait se faire qu'à pied ou à cheval : la route destinée aux voitures n'est pas encore terminée. » (*Itinéraire topographique des Hautes-Pyrénées*, par A. A...)

Les sources de Luchon appartiennent à la commune, et sont affermées environ 24,000 francs. — Ces eaux, quoique très chaudes, s'altèrent beaucoup par le transport. Il faut aller les prendre à la source.

—

EAUX DE LUCQUES
(*Italie*).

Les eaux de Lucques, auxquelles notre philosophe Montaigne dut sa guérison, ont à peu près les mêmes vertus que celles de Luchon.

Lucques est à 4 lieues de Pise, 8 de Livourne et 3 de Florence, dans une vallée aussi fertile que belle.

Les sources sont nombreuses. On cite parmi les principales : la *Doccione*, la *Coronale*, la *Mariée* ou l'*Amoureuse*, la *Desespérée*, la *Villa*, etc. La température est de 30° R. pour les unes, et de plus de 40° pour d'autres. Ces eaux sont employés sous toutes les formes.

EAUX DE SAINT-SAUVEUR.

—

Saint-Sauveur est un lieu thermal qu'affectionne le monde élégant, et qui est particulièrement fréquenté par les femmes délicates et nerveuses.

Cet établissement est bien situé, à 200 pas du Gave de Gavarnie, sur le premier plan de la montagne qui domine Luz, à environ une demi-lieue de cette ville, entre Cauterets et Baréges, qui n'en sont séparés l'un et l'autre que par un intervalle d'à peu près deux lieues; entouré de prairies et de bosquets, de jolies promenades sillonnent dans tous les sens les collines qui l'environnent. De Luz on arrive à Saint-Sauveur par une route formant de nombreux circuits; mais avant tout il faut traverser le Gave sur un beau pont de marbre récemment construit.

Le nom de *Saint-Sauveur* est attribué à cette inscription, qu'un évêque de Tarbes, exilé à Luz, fit graver au frontispice d'une petite chapelle située près des bains : *Vos haurietis aquas de fontib. Salvatoris.* On suivit le précepte du saint prélat, mais avec une docilité si religieuse qu'on ignora longtemps les propriétés de ces eaux, qui, en conséquence, restèrent inconnues des étrangers aussi bien que des malades indigènes. On s'y baignait comme on se baigne dans un fleuve, ceux-ci par propreté, d'autres par curiosité ou par habitude; de malades, pas un. Cependant, on leur prêta des vertus, et l'on fit bâtir une petite maison près du bassin qu'on déblaya. On s'y rendit bientôt par partie de plaisir, puis par besoin; enfin par mode on s'y donna rendez-vous, loin du fracas des villes et des eaux voisines, devenues fameuses, si bien que la maisonnette primitive devint une charmante habitation, destinée à servir de refuge aux ennuis de l'opulence, et à tous les désanchantements de la vie.

Une chose pourtant manquait à Saint-Sauveur : c'était une réputation d'utilité spéciale, et il était réservé à un obscur professeur en droit de l'université de Pau de la lui donner. Ce malade, l'abbé Beségua, dont le souvenir est encore tout vivant à Saint-Sauveur, où son nom sert à désigner l'un des bains, ressentait des coliques néphrétiques et de vives douleurs vers la vessie, et les eaux de Baréges, trop fortes et trop chaudes pour ses nerfs susceptibles, avaient aggravé ces douleurs. Venu à Luz pour se distraire, il entendit parler des eaux de Saint-Sauveur; bientôt il en fit usage, et il leur dut une prompte guérison. L'abbé alors s'empressa de publier cette cure, et c'est ainsi que la reconnaissance du malade fit la célébrité du spécifique. Et remarquez que le digne Beségua s'est lui-même fait un nom, en célébrant les eaux de Saint-Sauveur; ingrat, il fût resté ignoré.

C'est depuis lors qu'on a construit des thermes et accru le nombre des habitations. Les bains seuls, à ce qu'on assure, sont restés tels que les trouva l'abbé Beségua.

La source de Saint-Sauveur est unique. L'eau qui en jaillit est limpide; elle a l'odeur et la saveur de celle de Baréges. La composition en est aussi fort analogue, seulement les éléments s'y trouvent dans des proportions plus faibles. La température originaire en est de 29° R.; mais comme cette eau se distribue entre plusieurs établissements dont la distance diffère, elle n'arrive pas dans tous avec le même degré de chaleur.

L'eau des bains de *Beségua* n'a que 27° R.;

Celle des bains de la *Chataigneraie* marque 28°;

L'eau de la *Chapelle*, 24°;

Celle de la *Terrasse*, 26°;

Au cinquième établissement elle marque 28°.

Ces établissements réunissent à eux tous 13 bains, la plupart fort délabrés. La source fournit environ 400 pieds cubes d'eau par 24 heures.

Les bains de Saint-Sauveur ont un inconvénient dont les malades doivent être prévenus : c'est que des couleuvres pénètrent quelquefois dans les cabinets où les attire sans doute la chaleur de l'eau ; toutefois il faut être bien convaincu que ces animaux ne sont qu'effrayants, ils n'offrent aucun danger.

Outre les bains on trouve là une douche, une buvette, et cette dernière est peu fréquentée : car un très petit nombre de personnes boivent de ces eaux, où l'on se contente ordinairement de se baigner. Quelques malades se font apporter de l'eau de la *Raillère* (à Cauterets), ou de l'eau de la *Buvette* (à Bonnes). On va presque toujours prendre des douches à Baréges.

On se trouve bien des eaux de Saint-Sauveur dans les affections nerveuses, dans la toux d'irritation, dans les irrégularités de la menstruation. Les malades affaiblis par de longues gastrites ou par des fièvres intermit-

6*

tentes, par de longues veilles ou des excès de plaisirs ou d'études, reprennent quelquefois des forces à Saint-Sauveur. A l'égard des calculs et de la gravelle, ces eaux n'en soulagent les souffrances qu'autant qu'elles déterminent l'issue des graviers ; autrement elles aggravent les douleurs, à la manière des autres eaux sulfureuses.

La température de Saint-Sauveur est beaucoup plus douce que celle de Baréges : le hameau n'est élevé que de 2,400 pieds au-dessus du niveau de la mer, tandis que l'élévation de Baréges est de 4,000 pieds. A cause de cela les sites de Saint-Sauveur sont aussi riches que ceux de Baréges sont arides.

Le voisinage de Cauterets et de Baréges engage les malades de Saint-Sauveur à diriger leurs courses vers ces établissements, soit pour y recevoir des douches plus chaudes et plus puissantes, soit pour boire de l'eau aux meilleures sources, soit pour assister à des fêtes. Ces visites sont ensuite rendues avec usure : la route de Baréges à

Saint-Sauveur est perpétuellement couverte de promeneurs à pied et de cavaliers qui d'un lieu se rendent à l'autre. Les maris des dames malades de Saint-Sauveur s'établissent souvent à Baréges ou à Cauterets, lieux dont les eaux leur sont plus profitables, et cette séparation momentanée des familles donne ensuite aux entrevues intimes une vivacité qui quelquefois est aussi salutaire aux malades que l'usage même des eaux.

L'ordre est parfait dans l'établissement de Saint-Sauveur; l'heure fixe des bains est signifiée à domicile par un billet poli, portant la signature de l'inspecteur.

Le médecin de Saint-Sauveur est un homme distingué et d'une expérience éprouvée. On trouve dans le village une pharmacie, là surtout fort nécessaire à raison de l'état valétudinaire de la plupart des habitués. D'ailleurs ces eaux sont trop douces pour n'avoir pas quelquefois besoin d'auxiliaires pharmaceutiques.

Comme Baréges et Cauterets, Saint-Sauveur possède un Wauxhall, où se tiennent les réunions et où l'on prend quelques plaisirs décents; mais tout est grave à Saint-Sauveur, la danse elle-même y conserve une dignité romaine.

Toutefois il faut que ce lieu ait bien des charmes, puisqu'il est des malades qui s'y rendent régulièrement chaque été depuis plus de dix ans. Cela même ferait supposer ou que ces eaux opèrent bien lentement ou que les maux qu'elles calment ne tardent pas à se reveiller, ou qu'on les visite moins par un intérêt direct que par l'attrait irrésistible de la contrée, de ses sites et de sa douce température.

On ne passe guère moins de deux mois chaque année à Saint-Sauveur. On revient par Pau et Bordeaux, ou par Tarbes et Bagnères-de-Bigorre.

—

EAUX D'AIX

(*En Savoie*).

La ville d'Aix faisait partie de l'ancien département du Montblanc. Elle est située à environ deux lieues et demie de Chambéry, à douze lieues de Genève et de Grenoble, à dix-huit lieues de Lyon, et à quarante lieues de Turin. Les routes qui y conduisent sont belles. Bâtie au pied du mont Revel, la ville d'Aix est bien exposée ; elles est environnée de sites agréables, et embellie par des promenades. On y vit bien sans beaucoup de dépenses. La plupart des étrangers s'y plaisent. On trouve aux environs un grand nombre de curiosités naturelles qui intéressent les gens instruits et récréent les désœuvrés.

Les deux sources minérales d'Aix jaillis

sent sur la place, à peu de distance l'une de l'autre.

L'une d'elles, on ne sait pourquoi, prend le nom de *Source d'alun;* l'autre est appelée *Source de soufre.* La température de la première est de 39° R., et de 38° la température de l'autre source (Gendrin); mais, malgré les noms opposés qu'elles portent, toutes deux sont sulfureuses. On remarque que leur température baisse durant deux ou trois jours chaque été, à l'époque de la fonte des neiges. Une autre chose assez singulière, c'est qu'il existe entre les deux sources thermales une autre source ne donnant que de l'eau froide et commune. Au reste, on voit à peu près la même chose à Loèche.

L'établissement thermal d'Aix a la forme d'une rotonde. Il est divisé, comme la plupart de nos bains, en deux parties : il y a le côté des femmes et celui des hommes. Le principal réservoir présente souvent, vers le fond, des *tremelles* et des *ulva*, sorte de plantes équivoques qu'a bien décrites M.

Vautier, et que M. Bory a rangées parmi ses *arthrodiées*.

Les eaux d'Aix ont, à peu de différence près, la même composition que celles de Baréges et de Luchon. Toutefois elles contiennent de plus que celles des Pyrénées des sels de chaux et de magnésie, différents carbonates et un peu de fer ; elles renferment aussi des gaz dont on n'a pas encore bien précisé la nature. La source dite *de soufre* est beaucoup plus gazeuse que la source *d'alun*.

Elles ont une odeur hydrogénée, une saveur douceâtre, suivie bientôt de cet arrière-goût d'amertume qui est particulier aux eaux sulfureuses. Elles sont onctueuses au toucher, et cela permet de penser qu'elles renferment de la barégine.

La réputation de ces eaux est fort grande, et elle date de loin. Les Romains connaissaient les bains d'Aix; on raconte même qu'un de leurs empereurs les fit restaurer. Ils conservent toujours l'affluence.

On se rend à Aix en Savoie pour les cas

d'épuisement et de fatigue qui résultent des plaisirs plutôt encore que des travaux ou des chagrins. Elles ont quelquefois remédié aux excès de l'onanisme et aux abus de l'alaitement. On y va pour ces maladies nerveuses qui se montrent rebelles à la médecine ordinaire ; pour des engorgements d'entrailles ; pour ce qu'on nommait jadis *obstructions*, à l'exemple de Boerhaave et de son école mécanique ; pour les scrophules, les coups de feu, les anciens rhumatismes et quelques cas de sciatique ; pour les luxations spontanées ou coxalgies (maladies de la hanche) ; pour des fistules invétérées ou de vieux ulcères (voyez *Baréges*, *Bonnes* et *Cauterets*). Elles ont souvent amélioré et quelquefois guéri des gastrites chroniques et des catarrhes négligés, quelquefois adouci des maladies de la peau, les moins guérissables de toutes les maladies; les flueurs banches ont souvent cédé à leur usage.

Mais, pour qu'elles agissent efficacement, il ne doit exister ni fièvre, ni pléthore, ni maigreur excessive, ni extrême susceptibilité. Elles aggravent presque toujours la goutte, la syphilis, les suites de l'apoplexie; elles font empirer les inflammations un peu fébriles, l'épilepsie, la danse de S.-Guy, les hydropisies, les douleurs de vessie et les coliques néphrétiques. Voilà la vérité, je ne cesserai pas de la dire. Quand on craint les effets trop excitants des eaux, on peut les couper avec le lait, l'eau gommée, les infusions de tilleul ou de feuilles d'oranger, ou simplement avec de l'eau commune.

Il est de même quelquefois utile de mitiger l'eau des bains, et il est rare qu'il convienne de les prendre au-dessus de 28 ou de 30° R.; c'est déjà une température fort élevée.

Les eaux pures et trop chaudes dont les bains se composent exciteraient de l'irritation, des coliques, un mouvement de fièvre; elles ôteraient l'appétit, et compromettraient le sommeil.

La durée du bain et la dose des eaux doit être proportionnée, d'après les a is du médecin inspecteur, à la faiblesse et à la susceptibilité des malades.

Les douches, souvent fort salutaires dans les rhumatismes, dans certaines paralysies et quelques gastralgies, ne doivent pas durer plus de 10 à 20 minutes. Je conseillerais de les recevoir de préférence sur la colonne vertébrale et sur les membres.

Le transport altère les eaux d'Aix, et puis elles sont gazeuses; double raison pour les aller prendre non seulement à Aix, mais à la source même. Quant aux bains, les personnes riches les prennent à domicile. La piscine commune est pour les pauvres. On a aussi établi là des étuves ou bains de vapeur; mais il ne convient d'en faire usage que dans les rhumatismes chroniques et dans quelques cas de scrophules indolents.

La douce température d'Aix en Savoie ajoute beaucoup à la souveraineté de ses eaux. Après nos eaux thermales des Pyrénées, il n'en existe peut-être pas de plus salutaires.

EAUX-BONNES.

Le petit hameau de Bonnes, composé en tout de quatorze maisons, doit son origine ainsi que son nom aux eaux justement célèbres qu'il avoisine. Situé dans le département des Basses-Pyrénées, à 7 lieues de Pau, dans l'arrondissement et à 4 lieues d'Oléron-en-Béarn, il n'est éloigné que d'une lieue de Laruns, chef-lieu du canton, et environ d'un quart de lieue du village d'Aas, petite commune dont il fait partie. C'est tout-à-fait la patrie de Henri IV, qui, ainsi que sa cour, visita souvent les Eaux-Bonnes dans sa jeunesse; c'est aussi là le berceau de Bordeu, et le plus célèbre des médecins de ce nom (Théophile) les a vantées en conséquence. On a souvent donné à ces eaux les noms d'*aigues-bonnes* et d'*eaux d'arquebusade*. Ce dernier nom leur vient de ce que les ascendants du Béarnais envoyèrent aux Eaux-Bonnes leurs soldats blessés Bonnes alors n'était qu'un désert; à peine y voyait-on quelques cabanes délaissées même presque toute l'année. Le hameau actuel, qui occupe l'extrémité d'un assez joli vallon, gorge étroite de l'étendue d'environ 500 pas, est d'une origine ultérieure. Près des sources est la rivière de la Soude, qui, à quelque distance de là, va se jeter dans le gave ou torrent voisin. On voit aussi tout près des Eaux-Bonnes une forêt que Bordeu, fidèle à son exagération méridionale, déclare incomparable.

Quant aux eaux, il existe à Bonnes quatre sources distinctes : 1° la source vieille ou la *Buvette*, dont la température est de 25° R.; 2° la source neuve ou la *Douche* (24° R.), on la nomme aussi *source d'en bas*; 3° la *source d'Ortech*, qui occupe le versant de la montagne, et qui est un peu moins chaude que les autres; 4° une autre source, peu connue, la *source Péan*, se trouve dans le flanc de la montagne, plus haut que la Buvette. Celle-là est froide (11° R.). M. le docteur Marchand a parlé l'un des premiers de cette fontaine. Les Eaux-Bonnes sont claires, douces et onctueuses, chargées de quelques flocons de barégine : elles sentent le soufre, mais modérément; elles ont plutôt l'odeur des œufs cuits que des couvés. La chaleur en est douce et permet qu'on boive aussitôt l'eau puisée à la source. Elles ont bien un peu de cette amertume naturelle aux eaux hydrogénées, mais on ne tarde pas à les trouver supportables; quelques personnes même finissent par les boire avec plaisir. La moindre dose est de 3 à 4 verres; mais il n'est pas rare de la voir porter à 18 ou 20 verres dans la journée. On peut en boire à sa soif, pures, coupées, le matin, le soir, aux repas, n'importe. Elles contiennent à la vérité les mêmes principes que celles de Baréges et de Cauterets; mais elles sont beaucoup plus douces, plus faibles; elles sont moins chargées de principes. Elles renferment deux cinquièmes d'hydro-sulfate de soude moins que Baréges, et trois fois autant que les Eaux-Chaudes, dont plusieurs des sources ont pourtant une température plus élevée que celles des Eaux-Bonnes.

On ne peut guère attribuer la composition des Eaux-Bonnes aux minéraux des Pyrénées, tout-à-fait calcaires en cet endroit. Toutefois la Buvette laisse déposer un mélange de silice et de carbonate de chaux, qui sans doute provient de la montagne. — Les Eaux-Bonnes sont sans contredit les eaux les plus douces. et, dans beaucoup de cas difficiles et graves, les plus salutaires des Pyrénées. — On ne voit guère que des *buveurs* à Eaux-Bonnes; on s'y baigne peu, on y reçoit rarement des douches. Cela vient de ce que ces eaux auraient peu d'effet à l'extérieur. Outre qu'il faudrait les chauffer, ce qui les altère toujours un peu, l'on ne manque pas de lieux convenables pour se baigner dans les Pyrénées. Les sources des Eaux-Bonnes sont d'ailleurs peu abondantes, incapables d'alimenter une centaine de bains par jour. Bien plus, les bains les mieux tenus et les mieux alimentés d'eau assez chaude seraient presque inutiles à Bonnes. En effet se sont de vrais malades qui s'y rendent dans l'espoir rarement trahi d'y guérir. Ce sont des convalescents très affaiblis, de jeunes femmes à demi consumées, des malades épuisés et très amaigris, des phthisiques principalement, eux qu'un rien suffoque, et qui, pour la moindre cause, toussent et crachent le sang : comment baigner journellement de pareils malades? — Il est des cas cependant où les bains ainsi que les douches sont fort indiqués : c'est lorsqu'il s'agit de guérir d'anciennes plaies, des blessures, des ulcères calleux, des fistules, soit des fistules à l'anus, soit de celles qu'entretient une carie. Ce cas est même un de ceux où les Eaux-Bonnes manifestent le plus d'efficacité. Il n'en est pas, dit Bordeu, de plus *vulnéraires*. Elles fondent comme par enchantement les duretés cellulaires, détergent la surface des plaies, suscitent l'émission de ces bourgeons rosés, artisans nécessaires de toute cicatrisation. C'est comme un *baume*, dit l'ingénieux Théophile, qui s'infiltre dans nos chairs, qui purifie le sang et fait cesser toute douleur. Bordeu préconise ces eaux dans toute sorte de blessures, pourvu, dit-il, que *Mars* seul les ait causées, et cette restriction allégorique est fort judicieuse. Quant aux fistules, il est évident qu'elles nécessitent des injections ou des douches, diversifiées d'après leur situation et leur direction; et si elles exigent des débridements, des contr'ouvertures, il serait inutile de recourir à l'usage des eaux avant d'avoir effectué ces opérations indispensables.

Disons une fois pour toutes que les Eaux-Bonnes conviennent à tous les malades trop faibles ou trop délicats et trop susceptibles pour essayer des autres eaux thermales des Pyrénées. Il faut citer la phthisie ou pulmonie au premier rang des maux qui en réclament impérieusement l'usage. Mais il ne faut pas trop ajourner ce voyage lorsqu'on est menacé de devenir poitrinaire. Pour peu qu'on éprouve de petites douleurs dans la poitrine, qu'on soit un peu haletant, un peu maigre, particulièrement si l'on est souvent enrhumé, si de légers rhumes durent longtemps ; si quelquefois on a rejeté un peu de sang, si la voix est faible, si la toux est fréquente, si la gorge est souvent douloureuse, si la glotte est sujette à s'irriter, si l'on rend le matin de petits flocons grisâtres ou de petites boules jaunâtres ressemblant à de la pomme de terre cuite, si l'on voit parmi l'expectoration comme des grains de riz crevés, vite, alors, il faut courir à Bonnes, par un beau temps et en doux équipage. Il n'existe peut-être pas d'eau thermale, et, à coup sûr, aucun remède qui soit plus efficace que les Eaux-Bonnes dans les cas dont nous parlons. Ces eaux conviennent aussi dans la plupart des maladies chroniques, lorsque les malades sont faibles, maigres et irritables.

Elles remédient aux pâles couleurs, diminuent les engorgements d'entrailles, et même les guérissent, ainsi que certaines gastrites nerveuses (gastralgies). Mais leur vrai triomphe, c'est dans les catarrhes pulmonaires qu'elles l'obtiennent, aussi bien que dans les phthisies commençantes, phthisies pulmonaires ou laryngées, dont presque toujours elles arrêtent soudainement les progrès. On rencontre à Bonnes beaucoup de personnes atteintes de ces phthisies du larynx : c'est en conséquence la source de prédilection des orateurs et des personnages politiques; c'est là qu'on va se remettre des fatigues de la tribune et du barreau. — On conseille aussi les Eaux-Bonnes dans les maladies scrophuleuses, dans les difformités de la taille; mais celles de Cauterets leur sont préférables lorsque les malades peuvent les supporter. Les maladies de la peau et les rhumatismes guérissent mieux à Baréges qu'à Bonnes, à moins qu'il n'y ait beaucoup de susceptibilité ou de faiblesse. Bordeu les conseillait aussi pour couper les fièvres intermittentes ou d'accès; il les compare même au quinquina. Au reste, ce médecin, fort jeune alors, préférait les Eaux-Bonnes en conscience, mais non sans prévention, à toutes les sources du monde : « *Ce sont,* « disait-il à madame de Sorbério, *les Eaux* « *Bonnes par excellence.* Joignez à cela, « madame, que Bonnes est ma patrie, que « mon père et mon oncle ont accru la répu- « tation de ses sources....; c'est aussi la vô- « tre, votre patrie; c'est celle de M. votre « frère, le marquis d'Ossun.... Vous avez « près de là plusieurs domaines...; nos bons « paysans portent la livrée de votre maison; « nos eaux en ont les vertus, elles soulagent « tous les maux. » Telles sont à peu près les expressions de Bordeu, répandues dans 20 ou 30 pages sur Bonnes. Il ajoutait : « Enfin, « madame, je ne connais *presque pas* de « maladie à laquelle nos eaux ne puissent « convenir, si l'on excepte celles où la fièvre « est si forte qu'il serait à craindre d'augmen-

« ter le mouvement du sang, et certaines « maladies des femmes grosses et des hydro- « piques. » Cette dernière observation est fort juste. Toute hydropisie due à une inflammation est subitement aggravée par les eaux sulfureuses.

On trouve à Bonnes environ cent et quelques logements disponibles, ce qui finira par n'être plus suffisant : car il ne s'y rend pas, année commune, moins de 5 à 600 malades, sans compter les simples promeneurs et les amis des malades.

Les habitués de Bonnes qui boivent beaucoup d'eau sont obligés par cela même, lorsque leurs forces le permettent, de faire quelques pèlerinages dans les montagnes. Tantôt on se dirige vers Laruns dans des vues d'utilité; d'autres fois on se rend aux Eaux-Chaudes, dont l'habile docteur Samonzet fait très bien les honneurs, et il faut le dire, presque tout le mérite; les Eaux-Chaudes en ont peu par elles-mêmes. D'ailleurs les alentours d'Eaux-Bonnes sont d'une fréquentation facile depuis que M. de Castellane a administré le département des Basses-Pyrénées. Ce préfet est devenu le bienfaiteur de ce pays montagneux par les routes dont il l'a doté.

Ces courses, ces promenades dans les montagnes, sont fort utiles aux malades : outre la distraction qu'elles leur procurent, elles facilitent la digestion des eaux, et servent ainsi de préservatif contre les ballonnements d'estomac et l'assoupissement auxquels les buveurs d'eaux minérales sont quelquefois exposés. Voilà même une des raisons qui doivent engager tout médecin inspecteur d'établissement thermal à ne pas envoyer indifféremment tous ses malades à la même source. A Bonnes, par exemple, si une personne ne peut digérer ses eaux sans prendre un exercice auquel elle répugne par paresse ou par caprice, le médecin fera bien de lui prescrire, sans faire confidence de ses motifs, l'usage d'une des deux sources de la montagne plus éloignées de l'établissement que la *Buvette*. Un médecin se trouve quelquefois contraint, dans l'intérêt de ses malades, d'user de ces petites supercheries paternelles. Je me souviens d'un fait de ce genre dont j'ai été témoin autrefois en Normandie.

La malade était une jeune personne à qui des chagrins du cœur, tourments d'autant plus vifs qu'il les faut dissimuler à tous les yeux, avaient occasioné une inflammation de l'estomac, et, par contre-coup, une fièvre d'accès. Rien ne réussissait à guérir cette maladie. Les sangsues, on les avait employées jusqu'à l'abus et peut-être jusqu'au danger ; le quinquina aussi avait échoué, et la répugnance de la malade, jointe à l'irritation persévérante de l'estomac, s'opposait à ce qu'on en réitérât l'usage. Dès qu'une fois nul remède ne put être supporté, chacun, dans la famille, disserta sur la cure des maladies, sur l'habileté des médecins, sur l'imprudence des malades; ceux qu'on écoute racontaient des histoires ; les riches vantaient leur médecin, et les pauvres, qui n'ont pas de médecin en titre, proposaient avec hésitation leur remède. La malade, très sédentaire, pour faire diversion à ses déplaisirs, se mit à composer une liste exacte de tant de recettes dictées sans doute par l'intérêt le plus sincère, mais malheureusement aussi par l'ignorance. Un de ces remèdes la frappa, et ce fut le plus bizarre. Quelqu'un lui conseillait « de placer sur le creux de l'estomac « (l'épigastre) un petit sachet de *sable rouge*, « sable qui, disait-on, devait chaque jour « être renouvelé. » Ce singulier remède fit d'abord sourire de pitié la jeune malade; mais, après s'en être moquée, elle y songea, et l'instant après elle l'adopta. On a souvent médité davantage pour arriver à de plus grandes erreurs.

Ce n'est pas qu'elle fût sans esprit, elle en avait au contraire beaucoup; mais elle était dans cet âge d'espérance et de crédulité où l'on accueille sans examen tous les mensonges de bien-être ou de bonheur, les préjugés comme les illusions. — Le médecin de cette malade (le docteur Droulin) était un homme d'un sens droit et d'une grande sagacité. Ne faisant rien avec légèreté, il accordait souvent beaucoup aux caprices personnels et à l'opinion du moment ; enfin c'était un médecin instruit, qui, connaissant l'esprit humain, tenait compte de ses faiblesses. — Quand sa malade lui confia en rougissant de quelle recette ridicule elle désirait essayer, il retint, en homme discret, toute expression de critique ou de blâme, et, sans parler, il se mit à réfléchir. Après un moment de silence : « Vous avez raison, dit-il à « la malade ; il faut essayer de cela ; j'ai déjà « vu de bons effets de conseils analogues... « Tenez, ajouta-t-il, justement il y a de ce « sable, dont on vous a parlé, à une demi- « lieue d'ici, à Hermival : vous irez donc « chaque jour y renouveler votre sachet, le « matin, par exemple (c'était en été) ; mais « il faut faire *vous-même* le pèlerinage. » — Voyez quel est le pouvoir des préjugés, et combien ils nous trouvent flexibles! Si ce médecin avait dit tout uniment à sa malade : « L'exercice vous est nécessaire, il vous faut « absolument de longues promenades tous « les jours... » bah! on ne l'aurait pas écouté. Mais mettez la superstition dans votre parti, et, pour puiser quelques grains de sable, une insignifiante poussière, prescrivez de faire chaque jour une grande lieue dans de désagréables chemins, à coup sûr vous serez obéi, et votre malade guérira. — C'est en effet ce qui advint : la docile personne dont nous parlons, devenue tout à coup vigilante par préjugé, se livra tous les matins à un exercice salutaire, et, au bout d'une vingtaine de jours, elle avait recouvré sa beauté, ainsi que la vigueur et la santé de son âge. — En général on ne fait pas assez d'exercice; les femmes surtout s'abandonnent trop à l'oisiveté.

Bonnes, quoique très fréquenté, est maintenant assez triste. Une femme de beaucoup d'esprit m'écrivait dernièrement de ces eaux fameuses : « . . . . Nous sommes fort « nombreux à Bonnes; mais on se voit peu. « Nous sommes d'ailleurs presque tous de « grands malades, et nous ne prenons aucun « plaisir; nous nous couchons dès neuf heu- « res..... Les amateurs de la belle nature « peuvent admirer ici un pays sauvage dans « toutes les acceptions, des vues dignes d'ê- « tre réproduites, et des effets de lumière « très singuliers au coucher du soleil. On dit « que le soleil levant est aussi très remarqua- « ble; c'est ce que nous croyons tous. Quand « on est paresseux, c'est bien le moins qu'on « soit crédule. Une chose dont nous jugeons « beaucoup trop par expérience, ce sont les « orages : chaque jour a le sien, et chaque « orage nous apporte des torrents de pluie « qui rendent le gave furieux. — Les eaux « minérales sont excellentes, on ne peut plus « salutaires. C'est assurément ce que Bonnes « a de meilleur; il est vrai que c'est là l'es- « sentiel... Quand tout sera fini, je cours à « Bagnères, goûter de ce que la vie des eaux

« a de ravissant : c'est, dit-on, la terre promise aux buveurs d'eaux pas trop malades. « En attendant, je me fatigue dans les montagnes. J'avais espéré d'y égarer l'ennui ; » mais il se retrouve toujours, et qui pis est, « il me retrouve moi-même; il est d'une « constance accablante. »

Je ne dois pas oublier de dire que les Eaux-Bonnes se décomposent facilement lorsqu'elles sont exposées à l'air. L'*hydro-sulfate* se transforme alors en *hypo-sulfite*. Aussitôt que le gaz hydrogène sulfuré devient libre, il se combine avec l'oxygène de l'air, et donne ainsi naissance à de l'eau et à du soufre. Aussi doit-on toujours prendre les Eaux-Bonnes à la source même. Suivant l'expression de Bordeu, elles sont comme les habitants des montagnes, elles ne quittent pas volontiers leur patrie ; et quand cela leur arrive, elles changent bientôt de nature. Toutefois les habitants du pays en gardent toujours un dépôt chez eux ; on se les prête entre voisins, et surtout on se les fait rendre.

LOESCHE ou LEUK.

—

Leuk, en Suisse, est une petite bourgade située à 6 lieues de Sion, sur la rive droite du Rhône, dans une vallée sillonnée de ravins, et flanquée de riches pâturages et de champs fertiles, où la vue aime à se reposer. Là, les deux extrémités du jour sont humides et froides, quelque brûlant que soit le soleil du midi.

Tout fait contraste aux bains de Loesche : on y trouve bonne compagnie dans un mauvais lieu, d'excellents habitants dans des demeures souverainement incommodes ; douze sources presque bouillantes qu'on voit sourdre, dans l'espace d'une demi-lieue, du pied de montagnes en tout temps couronnées de glaciers ; beaucoup d'infirmités et de plaisirs, des douleurs et de la gaîté !

Les principales sources de Loesche sont désignées par des noms expressifs, qui seraient beaucoup mieux appropriés à une vieille monarchie féodale qu'à une république où doit régner l'égalité.

Il y a d'abord le bain *des Messieurs*. C'est le meilleur et le plus fréquenté.

Le bain *des Gentilshommes*, et de plus celui *des Pauvres*.

La source *Vomitive*.

La source *des Lépreux*.

Le bain de *la Guérison*, etc.

Trois cents pas plus loin, on trouve une *source* très *froide*, qui ne paraît point sulfureuse comme les autres. Nouveau contraste.

Les eaux de Loesche ou de Leuk sont très chargées de principes salins et sulfureux, extrêmement fétides, mais limpides, et sans goût désagréable. — Une pièce d'argent qu'on y laisse séjourner durant trois jours reste dorée pendant plusieurs années. La tem pérature de ces eaux diffère selon les sources depuis 32° jusqu'à 41° R. Les bons Suisses s'amusent quelquefois à y laisser durcir des œufs. Toutes chaudes que sont ces eaux, on les boit néanmoins à la source sans accident; refroidies, elles deviendraient plus dégoûtantes.

On dit qu'elles sont plus chaudes et plus saturées de sulfure de sodium même que nos eaux de Baréges ; il n'en faut pourtant pas inférer qu'elles aient plus ni même autant de vertus.

Mais la grande singularité de ce lieu thermal, c'est la manière dont les malades se baignent, ou plutôt se laissent macérer, et comme infuser, dans les piscines.

Le principal établissement est abrité par des hangars couverts, que leur disposition fait ressembler aux halles de nos petites villes; le tout est divisé en quatre compartiments ayant tous des noms distinctifs : *Carré des Etrangers*, *Carré de la Douche*, etc. Entre eux règne un canal isolé, dérivant d'un des bras de la source, et les malades y peuvent puiser de l'eau propre et bonne à boire. Vingt à trente personnes a la fois, hommes et femmes, jeunes et vieux, malades ou sains, indifférents ou non, se baignent face à face dans chacun de ces compartiments carrés, dont chaque angle est pourvu d'un cabinet de toilette, où chaque sexe peut s'isoler l'un de l'autre avant comme après le bain. Les baigneurs ainsi réunis en société dans une mer d'eau sulfureuse se tiennent assis soit sur les bancs fixés au pourtour, soit sur des siéges mobiles, où l'on peut voguer, s'aborder, joûter, jeter l'ancre, chavirer, sombrer ou naufrager. Aux jeunes gens, les siéges flottants ; aux personnes graves ou malades, le pourtour : c'est comme au bal, le pourtour est la tapisserie. De plus, chaque baigneur a devant lui une table flottante, formant guéridon ou bureau, pupitre, table à ouvrage, table à jeu ; de sorte qu'on peut s'en servir pour lire, pour chanter, jouer, manger, placer sa broderie, sa montre, sa lampe à café, sa théière ou son flacon. Les dames ont coutume d'orner ces tables d'un autel paré de fleurs, en *ex voto;* et ces fleurs redeviennent belles et fraîches, quelque fanées qu'elles fussent auparavant : simple résultat, non d'un miracle, mais de la température de l'eau et des vapeurs qui s'exhalent de sa surface.

Tous ces baigneurs formant salon, jouant, devisant, se livrant à mille jolies distractions qui répandent quelquefois beaucoup de soucis sur le reste de l'existence, coulent ainsi des heures heureuses.

Le traitement est de trois semaines.

La première semaine, ou semaine de l'*Ascension*, la durée du bain est d'une heure le premier jour, de 2 heures le deuxième jour, de huit heures le huitième jour (4 heures le matin et autant le soir) : c'est là le point où l'on s'arrête.

La deuxième semaine, le bain de chaque jour doit durer de 6 à 8 heures : on nomme cela la *haute baignée.*

La troisième semaine, on redescend d'une heure chaque jour, absolument comme on avait d'abord monté : c'est ce qu'on nomme la *débaignée*.

Les vingt-quatre jours une fois révolus, le traitement dit de la *poussée* est fini. En trois semaines chaque malade a dû passer cent trente heures entières dans l'eau jusqu'aux épaules. Si alors on n'est pas encore guéri, il est de règle de recommencer le traitement, et il est bien peu de malades qui s'y refusent. — La toilette d'un pareil bain consiste dans une tunique de laine fine, qui, plissée et agrafée autour du cou, tombe avec décence jusqu'aux pieds ; on jette en outre par-dessus une pèlerine de la même étoffe.

On se trouve bien des eaux de Loesche pour de vieux ulcères qu'il s'agit de tarir et de cicatriser, pour la paralysie, les scrophules, les dartres, les rhumatismes chroniques, etc.

Ce qu'on nomme la *poussée* est une sorte d'éruption, qui se montre ordinairement du huitième au dixième jour, et qui ensuite disparaît d'elle-même avant la fin du traitement. Je suis convaincu que les malades ayant à souffrir de gales anciennes et mal guéries se trouveraient bien de l'usage des eaux de Loesche.

—

EAUX D'AX

—

La petite ville d'Ax se trouve à 4 lieues de Tarascon, et presque également à deux journées de Toulouse et de Carcassonne. Les deux cent quatre-vingts maisons dont elle se compose renferment près de deux mille habitants, et peuvent donner l'hospitalité, outre cela, à mille ou douze cents étrangers malades, venant prendre les eaux à Ax, ou visiteurs curieux de les connaître.

La vallée d'Ax est charmante ; les montagnes granitiques qui l'entourent en diversifient les sites, sans toutefois la rendre moins accessible. On y arrive par une route très belle et bien entretenue.

Les sources d'Ax sont excessivement nombreuses : c'est comme une mer souterraine dont le sol se trouve inondé ; on en compte jusqu'à cinquante-trois, qui la plupart sont isolées l'une de l'autre.

La plus chaude élève à 61 degrés le thermomètre de Réaumur ; la plus froide marque à peine 16 degrés. M. Boin, ancien inspecteur général des eaux thermales, ainsi que M. Astrié, l'inspecteur actuel des eaux d'Ax, ont observé que celles des sources qui ont 35 degrés de chaleur, ou davantage, ont constamment la même température ; tandis que les sources moins chaudes sont sujettes à varier, soit à la suite des pluies, soit par le simple refroidissement de l'atmosphère.

Ces eaux sont limpides, un peu amères, et elles ont l'odeur des œufs couvés. Elles sont fort onctueuses à la main. Quant à leur composition, elle est fort analogue à celle des eaux des Pyrénées ; elles contiennent :

Du sulfure de sodium ;

De la soude caustique ;

Des sulfates de soude, de chaux et de magnésie ;

Du muriate de soude ;

De la silice ;

Du gaz azote ;

Et beaucoup de barégine : c'est ce qui les rend si douces.

En un mot, elles ont la plus grande analogie avec les eaux de Baréges et de Luchon. (*Lonchamp*, *Boin* et *Alibert*.)

Voilà même pourquoi, les sources de Baréges étant peu abondantes, l'on a plusieurs fois proposé de transporter à Ax l'établissement militaire de Baréges. Tout le monde gagnerait à ce déplacement ; les militaires auraient des bains à discrétion, plus de liberté, des promenades plus spacieuses ; et tout conflit cesserait entre eux et les malades civils..... Il paraît donc probable qu'on fondera bientôt un hôpital militaire à Ax.

Les nombreuses sources d'Ax alimentent trois établissements distincts ;

1° Le *Couloubret*,

2° Le *Teix*,

3° L'établissement du *Breil* ou de l'*Hôpital*.

A lui seul ce dernier réunit six sources abondantes : c'est le plus fréquenté des trois. Il renferme notamment douze baignoires formées de belles ardoises noires, un bain de vapeurs et deux cabinets de douches. Les trois établissements ensemble réunissent 84 cabinets de bains et 11 douches.

On devrait multiplier à Ax les bains de vapeurs, surtout si l'on se décide à fonder là un grand hôpital pour les militaires, si sujets aux rhumatismes.

Les mêmes motifs engageront vraisemblablement les habitants d'Ax à fonder différents établissements industriels dans le voisinage des sources. Sans dépense de combustible, on pourra blanchir le linge, échauffer des usines, dégraisser des laines. De pareilles eaux tiendront lieu de vastes forêts.

Les eaux d'Ax, si salutaires qu'elles soient, sont néanmoins peu fréquentées. C'est beaucoup s'il s'y rend mille malades chaque année; encore les étrangers y sont-ils en minorité.

Cependant MM. Pilhes et Sériès n'ont pas laissé ignorer les vertus de ces eaux. Ils ont prouvé, par des observations dignes de confiance, que certaines sources sont efficaces dans les maladies du poumon et du foie, et qu'elles avaient souvent amélioré des asthmes humides, guéri des catarrhes chroniques; ajoutant que d'autres sources convenaient mieux (*la Canalette*) dans les maladies de la peau, d'autres (*le Bain-Fort*) dans les rhumatismes et dans les maladies des jointures, de même que dans la paralysie.

On s'est aussi assuré de leur efficacité contre les engorgements commençants de la matrice, dit-t-on; contre les scrophules, les vieux ulcères et les fistules.

Les buveurs se rendent de préférence aux sources du Breil. On boit ordinairement de trois à six verres d'eau dans la matinée. Beaucoup de personnes coupent cette boisson minérale avec le lait, l'eau de gruau, le tilleul, l'infusion de scabieuse ou de bourrache, selon la maladie qu'il s'agit de combattre.

L'eau pour bains est soigneusement tempérée, et souvent mitigée.

Ax est la patrie du célèbre médecin Roussel, l'un des prosélytes les plus distingués de Bordeu. On a de lui un livre bien écrit, qui a été beaucoup lu ; il est intitulé : *Système de la femme*.

Ax fait partie du département de l'Arriége.

EAUX DE CAUTERETS.

Dans le département des Hautes-Pyrénées, à quelques lieues de Saint-Sauveur et de Baréges, qui sont au couchant, et des Eaux-Bonnes, qui sont au levant, se trouve le bourg de Cauterets, si célèbre pour ses eaux thermales et sulfureuses. Ces eaux ont même odeur, même saveur et même composition que les autres sources sulfureuses des Pyrénées.

Cauterets lui-même est un des plus jolis bourgs de France ; ses 80 à 100 maisons sont de petits palais, où l'ardoise abrite le marbre; d'élégants balcons règnent à l'entour.

Une fois arrivé, vous choisissez une demeure; après quoi vous rendez visite à l'inspecteur des eaux, le docteur Buron, qui, d'après vos confidences et son examen attentif, a le soin de désigner à quelle source vous devez vous baigner et vous abreuver.

Les sources de Cauterets sont au nombre de 10. Tout près du bourg sont les bains *Bruzaud*, dont l'établissement est magnifique.

A l'orient, et à la distance de 13 ou 16 cents pas, déjà assez haut dans la montagne, se trouvent les trois sources de *Pause*, des *Espagnols* et de *César*. C'est à la source de César qu'on puise presque toute l'eau qu'on exporte de Cauterets pour divers pays. Il est probable qu'on ne l'a ainsi choisie pour cet usage qu'en raison de ce que ses eaux, précisément parce que la température en est élevée, contiennent fort peu d'air, et sont en conséquence moins sujettes à se décomposer. Cette remarque, au reste, souffre peu d'exceptions : les eaux naturellement très chaudes sont celles qui se transportent et se conservent le mieux.

La source des *Espagnols* ou de la *Reine*

(*bain du milieu*) est aussi très chaude, et voilà pourquoi les malades de l'Espagne lui donnent souvent la préférence. La source de *Pause* est la plus fréquentée des trois. Il est probable qu'elle doit son nom à la fatigue qu'on éprouve quand on parvient à pied jusqu'à elle. Mais la source la plus célèbre de Cauterets, la plus douce, la plus onctueuse, la plus homogène, comme aussi la plus efficace, est celle de la *Raillère*, située près du gave, à une petite demi-lieue du bourg, vers le sud. Là se trouve un beau monument qu'avait commencé, dit-on, le fameux maréchal de Richelieu, sans doute par reconnoissance pour les bienfaits de ces eaux, et comme en expiation de ses vices brillants, qui émerveillèrent le XVIIIe siècle, mais dont le nôtre se scandalise tout naïvement. Il existe à la Raillère un cabinet de douches, des buvettes, de superbes salons, et 23 cabinets de bains; la plupart des baignoires sont en marbre, à la romaine.

A peu de distance de la Raillère, on trouve

la source du *Pré;* celle du petit *Saint-Sauveur* ou de *Plaa*, où se rendent les personnes nerveuses; celle des *OEufs* (parce que telle en est la température que les œufs y durcissent); enfin le *Maouhourat* (mauvais trou), petit filet d'eau qui jaillit dans la montagne par une crevasse de rocher. Un peu plus loin et plus au midi, est la source du *Bois*, dont l'établissement récent et les piscines sont destinés principalement aux paysans rhumatiques ou malades du Bigorre et du Béarn.

La température des eaux de Cauterets varie de l'une à l'autre source depuis 26 jusqu'à 40 et quelques degrés R. Elles sont plus faibles et plus douces que celles de Baréges, mais plus fortes, plus chargées de principes que celles de Bonnes et de Saint-Sauveur. Toutefois, comme les sources sont nombreuses à Cauterets, et que parmi elles les unes sont plus fortes, les autres plus faibles, il en résulte qu'on peut y trouver l'équivalent des principales eaux des Pyrénées.

L'eau des bains *Bruzaud*, par exemple, est un peu plus chaude que celle de la *grande douche* à Baréges, mais elle contient beaucoup moins de sulfure de sodium que le bain de l'*Entrée* de ce dernier lieu. Quant à la *Raillère*, elle est plus légère et plus douce, moins sulfureuse et moins chaude que les bains de *Saint-Sauveur*, près de Luz, et presque aussi souveraine que la *Buvette* à Bonnes. L'eau du *Maouhourat* est presque aussi chaude, mais beaucoup moins usitée que l'eau de l'*Esquirette* et de l'*Arresecq* des Eaux-Chaudes. Il faut convenir néanmoins qu'elle a paru efficace dans certaines maladies chroniques de l'estomac, principalement dans les vomissements nerveux; elle passe pour digestive.

A cette occasion, je dois prévenir ceux qui parcourront cet article que tous les médecins de Paris ne connaissent peut-être pas suffisamment les eaux minérales de la France. Entre cent preuves, j'en cite une. L'an dernier (1833), le doyen de l'école de médecine de Paris, M. Orfila, fort affaibli par ses études et ses travaux, et d'ailleurs mal guéri de l'attaque de choléra qu'il avait ressentie durant l'épidémie de 1832, consulta les plus célèbres praticiens de la capitale concernant ses tiraillements d'estomac, son apathie, ses langueurs, ses mauvaises digestions, etc.; plusieurs opinèrent pour les eaux minérales, et le plus grand nombre de ceux-ci pour Cauterets. « Allez à Cauterets, » lui disait-on. — Mais à Cauterets sont plusieurs sources différentes : laquelle choisir ?... On feuilleta alors quelques vieux livres, faits sur parole, et d'autres livres plus jeunes, enfants équivoques des premiers ; puis on se décida, les uns pour la Raillère, d'autres pour Pause ou pour Bruzaud : ce sont effectivement les sources les plus fréquentées de Cauterets. Un des consultants, un des plus écoutés, le plus célèbre peut-être, le docteur ***, donna la préférence au *Maouhourat*, ajoutant qu'il fallait, non pas y boire, mais *s'y baigner*. Lors donc que le malade en question fut arrivé à Cauterets, il n'eut rien de plus pressé que de s'informer de la source du Maouhourat, et de la visiter. Il chercha des yeux l'établissement de bains... Pas d'établissement! Il demanda à se baigner : on se mit à rire.... Il aperçut enfin, après avoir gravi la montagne, un mince filet d'eau sortant d'une fente de rocher, et s'allant perdre dans le Gave voisin, là fort bruyant; on lui dit que c'était le Maouhourat. Il se demanda alors avec surprise comment l'illustre collègue avait pu, d'un ton d'assurance digne d'un meilleur usage, lui conseiller de s'aller baigner, 200 lieues loin de Paris, juste à la source la moins propice de la terre... Eh! mon Dieu! c'est qu'on parle du Maouhourat comme du Chimboraçao, sans l'avoir vu, comme de tout, sans y avoir réfléchi, sans rien connaître.

Les eaux de Cauterets sont très efficaces contre les maladies scrophuleuses, contre les pâles couleurs, contre les gastrites chroniques, et par-dessus tout contre les rhumes anciens, les catarrhes négligés ; elles ont fréquemment redonné la voix à des malades amaigris et essoufflés qui l'avaient perdue. Un phthisique peut espérer d'y guérir, s'il n'a ni fièvre lente, ni irritation d'entrailles, ni douleurs vives au côté, ni pléthore prononcée, ni maigreur extrême, ni sueurs nocturnes, ni expectoration annonçant une phthisie déjà avancée. Il est essentiel aussi qu'il n'ait jamais craché de sang, indice presque certain des tubercules, car les tubercules sont incurables. Ces eaux sont vraiment merveilleuses dans ces vieux catarrhes, qui menacent de consomption et de phthisie : presque toujours elles les guérissent, et la preuve qu'elles ont des propriétés réelles, des vertus indépendantes de l'effet moral qui peut résulter d'un voyage lointain ou des plaisirs du monde, c'est que les animaux eux-mêmes ont souvent trouvé leur guérison aux sources dont nous parlons. Chaque année, dans la plus belle saison, vers le mois de juillet, on voit arriver du haras de Tarbes 10 à 12 chevaux attaqués d'un commencement de *pousse* ou de phthisie. Matin et soir, pendant 20 à 30 jours, on fait boire ces animaux malades à la source de la *Raillère;* on les soigne, on les promène, et au bout de ce temps on les ramène guéris. Le docteur Buron et M. Longchamp ont plusieurs fois été témoins de pareilles cures, opérées d'ailleurs sous les yeux de tous les baigneurs de Cauterets. Dites donc maintenant que les eaux n'ont pas de vertus par elles-mêmes, et que le soulagement qu'elles procurent tient à la distraction, au changement d'air, à la curiosité satisfaite, à l'émotion du cœur et à la gaîté qui résulte d'un pèlerinage agréable! On vous répondra toujours : Et les chevaux de Tarbes?... et les vaches de Vichy?...

Cauterets est le rendez-vous de prédilection d'un grand nombre de personnes atteintes de maladies chroniques. On y a observé, l'une des années précédentes :

I. 242 *maladies de poitrine :*

132 catarrhes pulmonaires chroniques.

9 laryngites (inflammations de la glotte) avec une complète aphonie (perte de la voix).

23 hémoptysies (crachement de sang).

18 phthisies tuberculeuses commençantes (pulmonies).

4 phthisies trop avancées pour être améliorées ou guéries.

42 asthmes humides.

14 asthmes secs avec lésions organiques.

II. 91 *maladies des voies digestives :*

53 gastralgies (maladies nerveuses de l'estomac) avec spasmes, vomissements ou flatuosités.

11 toux provenant de l'irritation de l'estomac ou des intestins.

2 boulimies (faim canine) succédant à des fièvres d'accès trop brusquement coupées.

6 diarrhées provenant d'une transpiration trop languissante.

17 maladies du foie avec gonflement, succédant presque toutes à des fièvres intermittentes ou d'accès.

2 tumeurs développées dans l'épiploon (espèce de repli membraneux et fin servant de voile protecteur aux intestins).

III. 143 *maladies rhumatismales chroniques.*

IV. 45 *maladies particulières aux femmes.*

V. 19 *maladies de la peau* (voy. Baréges).

6 gales sèches ou prurigo, et 13 dartres de différentes sortes.

VI. 16 *maladies scrophuleuses :*

6 engorgements de glandes chez des enfants.

3 caries de l'extrémité des grands os des membres chez des adultes.

5 ulcères paraissant invétérés.

2 courbures ou déviations de la colonne vertébrale ou épine du dos.

La plupart de ces maladies ont été guéries ou améliorées.

L'effet manifeste des eaux sulfureuses, en

particulier de celles de Cauterets, est d'accélérer la circulation du sang, de donner plus de fermeté aux chairs et plus de coloration aux surfaces du corps. Il n'est pas douteux qu'elles augmentent les sécrétions, qu'elles facilitent l'expectoration et provoquent les sueurs ; enfin, elles suscitent dans toutes les fonctions de la vie une sorte de réaction, qui devient souvent salutaire, et qui l'est d'autant plus sûrement qu'elle apparaît d'une manière plus lente, plus insensible. Si elles guérissent fréquemment les inflammations chroniques qui jusque alors ont résisté à d'autres remèdes, c'est principalement parce qu'elles les avivent, en même temps qu'elles accélèrent le cours des humeurs, auxquelles elles ouvrent d'ailleurs des issues plus nombreuses et plus faciles; et puis, outre cela, des bains chauds pris régulièrement durant 30 à 40 jours entretiennent vers la surface du corps, sur toute la peau, une irritation qui, bien que légère, est cependant fort propice. Cette action des bains chauds (surtout des sulfureux) a quelque analogie avec l'action d'un sinapisme ou d'un vésicatoire volant qui ne toucherait la peau qu'un instant, mais toute la peau à la fois dans toute sa surface; et l'on conçoit bien que cela doit désenflammer peu à peu les organes internes et en diminuer graduellement les souffrances.

Mais cette excitation que détermine l'usage des eaux, moins elle est indécise, et plus elle commande de surveillance à l'inspecteur et de sage réserve aux malades. Il est certainement des conjonctures où les eaux sulfureuses, loin d'être efficaces, deviendraient promptement funestes. Je rangerais avec sévérité dans cette catégorie de prohibition les phthisies très avancées, les anévrysmes du cœur et de l'aorte, les vives oppressions de poitrine, les hémorrhagies un peu actives, tous les malades pléthoriques ou très sanguins, une disposition marquée aux coups de sang, à l'apoplexie, ainsi que tous les cas de fièvres, d'inflammation flagrante ou d'extrême maigreur. M. le docteur Buron est du même avis, et je m'en félicite : car j'ai foi en son expérience, sur laquelle personne n'élèverait de doutes, sans cette légèreté frivole, incapable de rien apprécier au-delà des surfaces, et qui voudrait toujours, par désœuvrement et comme distraction, s'arroger sur l'opinion de tous une autorité de censure et de caprice. M. Buron, consolez-vous ! nous savons qui vous êtes.

Je répète qu'il y a des cas où l'usage des eaux serait nuisible : celles des Espagnols, de César et du Maouhourat, prises sans prudence, ont quelquefois déterminé une gastrite, l'inflammation des reins, un coup de sang, etc. Il n'y a pas encore long-temps qu'un paysan des Pyrénées, voulant accélérer la guérison d'un rhumatisme, au lieu de deux verres d'eau puisée au *Maouhourat*, d'après la prescription de l'inspecteur, s'avisa d'en prendre coup sur coup jusqu'à vingt-cinq, dans l'espace de deux heures; mais il ne tarda pas à ressentir de vives coliques, et deux jours après il était mort.

Tant pis donc pour les malades qui regarderaient un médecin inspecteur comme un sinécuriste!

C'est presque toujours par les eaux de la *Raillère* que le traitement commence : elles sont les plus légères, les plus faciles à digérer. On passe souvent, au bout de quelques jours, à l'usage des eaux de *Pause*. On peut boire cinq à six verres d'eau de la Raillère dans la matinée, ayant soin toutefois de mettre un quart d'heure d'intervalle entre chaque verre. Quelques personnes en prennent jusqu'à douze verres, douze verres en tout, avant, pendant et après le bain, sans en être incommodées. Si cette eau pèse sur l'estomac, si elle passe difficilement, on prend par-dessus un verre ou deux de l'eau de Maouhourat, qui, plus vive, plus chaude et plus facile à digérer, sert à faire couler la première. On imite ainsi ceux qui, pour faire couler le thé ou la bière, pris en trop grande abondance, leur font succéder l'eau-de-vie de Cognac ou le rhum de la Jamaïque.

Pour aller à Pause, à la Raillère et aux autres établissements éloignés du bourg, comme aussi pour la promenade, la plupart des malades se servent de chaises à porteur : ce sont les cabriolets et carrosses du lieu. Ces chaises à bras sont régulièrement rangées sur la place de Cauterets, comme le sont les fiacres dans les rues de Paris, et elles sont soumises, comme les fiacres, à une police assez sévère. On peut les louer pour une course, ou à l'heure, ou à la journée (15 francs), comme nos cabriolets de place, et le prix en est à peu près semblable.

Dans le bourg même, et tout près du grand établissement Bruzaud, sont d'autres bains, ceux de *Rieumiset*, dont les eaux ne sont pas fort saturées de principes. La source qui alimente ces bains est, je crois, celle qui reçut autrefois le surnom de *Source-d'Amour*, sans doute à cause de la propriété qu'on lui attribuait de remédier à la stérilité. (Voy. page 19.)

Les eaux de Pause, de César et des Espagnols, sont trop fortes et trop chaudes pour qu'on s'y baigne sans les avoir préalablement tempérées ; mais il n'en est pas ainsi des bains Bruzaud et de la Raillère.

Tous les établissements de Cauterets réunis renferment plusieurs centaines de baignoires, réparties dans cent cabinets de bains, et de plus, dix cabinets de douches et deux piscines. Tous ensemble, ces établissements sont affermés 16,800 fr., somme totale dont les seuls fermages de la Raillère et de Pause forment les deux tiers.

L'eau qu'on boit sur les lieux ne coûte rien ; mais chaque bouteille cachetée, prise à la source de César ou ailleurs, se paie 25 centimes ; et il s'en exporte de quatre à six mille bouteilles, qu'on vend ensuite, fausse comme véritable, de 2 à 3 francs à Paris.

Quant aux bains, le prix en est de 1 fr., ou de 60 cent., selon qu'on les veut prendre dans des baignoires de marbre ou dans des baignoires en bois : on rançonne ainsi le caprice, l'amour du luxe ou de la propreté.

La source des Œufs est sans bains, et tout-à-fait sans emploi, et la source du Maouhourat ne sert qu'à quelques buveurs. L'établissement du Bois rapporte peu, bien que très fréquenté et fort propice, parce que, en raison de son éloignement du bourg, on l'a entièrement consacré à l'usage des indigents et des habitants peu aisés de la contrée : car n'allez pas croire que l'égalité se rencontre là plus qu'ailleurs ; quoique proche parente de la vérité, on ne l'accueille pas mieux aux bords d'un puits que dans les palais (1).

C'est dans l'établissement Bruzaud que sont pour ainsi dire cantonnés les plaisirs, les réunions, les bals, les concerts, et tous ces amusements distingués qui font de Cau-

(1) Voyez ci-après *Remarques sur la clientèle habituelle des eaux.*

terets l'agréable rendez-vous des établissements thermaux environnants. Les bains Bruzaud sont d'une grande ressource, particulièrement lorsque le temps est mauvais; mais, dès qu'il fait beau, leur grande proximité fait qu'on les délaisse. S'ils étaient éloignés d'une demi-lieue, on les priserait bien davantage.

Le bourg occupe le joli vallon triangulaire de Saint-Savin. Il est situé à près de 3,000 pieds au-dessus du niveau de la mer, et environ 400 pieds au-dessous des trois sources de la montagne orientale, Pause, César, etc. Cauterets est donc d'environ 1,000 pieds moins élevé que Baréges : aussi la température est-elle plus douce que celle de Baréges, et par conséquent plus convenable aux poitrinaires. Par la même raison, et d'après la loi connue des *lignes isothermes*, la végétation de Cauterets est plus riche, les sites plus beaux, plus variés. La température de Cauterets, terme moyen, est de 16 à 18 degrés Réaumur durant la saison des eaux, et le baromètre ne s'y élève jamais au-delà de 25 pouces et quelques lignes, c'est-à-dire près de 3 pouces de moins qu'à Paris.

Les montagnes environnantes sont composées de marbre, de granit, de schistes, etc.; des arbres implantés sur le penchant des collines font obstacle aux éboulements, aux avalanches, outre qu'ils diversifient agréablement la vue.

Vers le milieu du XVIIIe siècle, suivant Bordeu, on ne voyait encore que des cabanes à Cauterets, quoique la réputation du lieu fût déjà grande; mais depuis lors tout a bien changé : ce hameau est devenu une charmante bourgade, et les cahuttes de montagnards se sont métamorphosées en habitations de prince. La centaine de maisons de ce joli bourg peut aisément recevoir à la fois au-delà d'un millier d'étrangers : c'est à peu près la moitié des voyageurs qui se rendent là pour se baigner, se guérir ou s'amuser dans le cours de chaque été. Il est telle maison de Cauterets qui pourrait recevoir aisément à elle seule jusqu'à cent étrangers.

Le pays est d'un accès assez facile, grâce aux belles routes qu'y fit tracer, dès l'ancien régime, l'intendant d'Estigny.

Les promenades habituelles ne se font toutefois que sur la route de Pierrefitte, par où l'on est arrivé. On peut s'y rendre à cheval, en chaise à porteur ou à pied. On chemine ordinairement jusqu'à la *Rampe du Limaçon*, descente rapide et fort dangereuse par ses circuits, qu'on trouve à une demi-lieue de Cauterets. Les baigneurs les plus alertes vont aussi, du côté du sud, au lac de Gaube, au pont d'Espagne et au mont de Vignemale, dont des neiges éternelles couvrent la triple cime; d'autres vont à Luz et à Saint-Sauveur; d'autres vont déjeuner en Espagne, puis reviennent souper à Cauterets, en passant par le *port* de Gavarnie.

La vie de Cauterets est agréable et peu

dispendieuse : fournisseurs, logeurs et restaurateurs, là fort nombreux, s'y font réciproquement concurrence et baissent leurs prix à l'envi les uns des autres, et c'est autant d'économisé pour les malades. Chaque restaurateur a sa table-d'hôte, où les femmes s'abstiennent de paraître ; et de là résulte que la plupart des familles étrangères se font servir à domicile. De quatre à six heures du soir, il est curieux de voir circuler dans les rues de Cauterets toutes ces jeunes filles basanées, portant sur la tête, dans de vastes corbeilles, la pitance quotidienne de chaque famille. On a soin d'y faire entrer la truite du pays, le coq de bruyère, quelques palombes embrochées à la douzaine, la délicate volaille de Tarbes, quelque bon morceau d'izard sauté dans sa glace, des olives marinées, des cardons tendres, les fraises et framboises des Pyrénées, les prunes d'Angelès, et la petite pâtisserie de quelques disciples de Moullet.

Il est prudent d'emporter avec soi son argenterie : c'est la seule chose que ne fournisse point le restaurateur.

Le vin d'ordinaire est détestable ; mais on trouve facilement, et à des prix modérés, des vins vieux de bonne qualité : Bordeaux, Roussillon, Saint-George, Rivesaltes, etc. Avec 12 fr. par jour, une personne seule vit à Cauterets comme tout le monde ; et cette faible somme de 12 francs suffit pour couvrir toutes les dépenses du séjour : loyer, 2 à 3 francs ; bains, 1 fr. ; porteurs, 2 à 3 fr. ; nourriture, 3 à 4 fr. ; cavalcade, abonnements, etc. Restent les frais du voyage, qui peuvent s'élever de 3 à 500 fr., selon qu'on reprend la route directe, ou qu'on s'en va par Bagnères-de-Bigorre, la vraie capitale des eaux.

La durée du traitement est de vingt à cinquante jours : cela dépend de la gravité des maladies, et de la sensibilité des malades. Mais, après cinquante jours, il n'y a plus rien à attendre de l'usage des eaux, si ce n'est des accidents. Les étrangers ne laissent pas à Cauterets beaucoup moins d'un demi-million par an.

Les établissements d'eaux minérales ne prospèrent que dans les temps de paix et de tranquillité intérieure : les guerres et les révolutions leur sont funestes. Napoléon ne négligea pas entièrement, au milieu de ses conquêtes, cette source importante de bien-être individuel et de richesse publique ; mais il n'eut pas le loisir d'y songer assez. Les eaux de l'Allemagne, plus voisines d'Austerlitz, lui étaient plus familières que celles des Pyrénées et du Bourbonnais. On ne paraît pas non plus s'en occuper très sérieusement depuis 1830. C'est surtout la restauration qui fit beaucoup pour elles : il est remarquable combien a changé, de 1816 à 1829, l'aspect de Cauterets, de Vichy et du Mont-d'Or. Si l'on donnait suite à cette première impulsion, nos grands établissements thermaux rivaliseraient bientôt ceux de l'Allemagne et de l'Angleterre, et l'on verrait l'étranger payer à nos thermes ce tribut de curiosité et de confiance que nous portons depuis trop long-temps aux siens.

Cette idée est fort praticable : nos beaux marbres des Pyrénées, et des bras nombreux, la plupart désœuvrés, n'attendent qu'une volonté. Les routes sont prêtes, l'emplacement est tout déblayé; des sources abondantes, pouvant alimenter environ cinq mille bains par jour, se trouvent à 4,000 pieds du bourg. Avec 300,000 fr. et une ordonnance, nous aurions mieux que Carlsbad, à 200 lieues de Paris.

P. S. — M. Camus, médecin à Cauterets, a publié un mémoire intéressant sur les eaux de ce nom. M. Orfila en a aussi publié une nouvelle analyse le mois dernier (février 1834).

—

EAUX SULFUREUSES

DE SECOND ORDRE.

—

Les eaux sulfureuses dont il sera fait mention dans ce chapitre sont ou moins salutaires ou moins connues et moins fréquentées que celles dont nous venons de parler. La plupart sont tièdes ou tout-à-fait froides; et, si ce n'était l'odeur fétide qu'elles exhalent, et le soufre que beaucoup d'entre elles fournissent, soit par dépôt, soit par sublimation, on pourrait sans injustice leur dénier le caractère sulfureux.

Cependant presque toutes sont douces aux doigts, vraiment onctueuses. Elles adoucissent et blanchissent la peau. Le contact de l'air les décompose; c'est même dans de pareilles occurences que plusieurs d'entre elles déposent manifestement du soufre. Quelques unes noircissent, rendent ternes ou irisés les métaux blancs qu'on y a maintenus plongés (plomb, bismuth, argent). Plusieurs d'entre elles, les plus caractérisées, renferment un véritable sulfure alcalin. On ne trouve, dans d'autres, qu'un simple hydro-sulfate. A ces premiers principes, lorsqu'on parvient à en constater la présence, s'unissent presque toujours de la barégine, du gaz azote pur; dans plusieurs, en outre, du gaz hydrogène sulfuré libre (qu'autrefois on en croyait la base essentielle); et, de plus, dans toutes, différents sels, dont la dose ainsi que la nature varient de l'une à l'autre.

De même que les grandes eaux sulfureuses, mais à un moindre degré qu'elles, celles-ci sont excitantes, sudorifiques et *détersives*, comme on dit. Elles agitent le cœur, et portent leur action principalement sur la peau, sur les glandes, et sur les membranes muqueuses. Elles tonifient l'estomac et rétablissent souvent les digestions ; elles fortifient les organes affaiblis, elles régularisent les mois, adoucissent les maladies de la peau, ferment les vieilles plaies, tarissent d'anciens catarrhes. Elles ont souvent cicatrisé de vieux ulcères, détergé des fistules, remédié à des rhumatismes chroniques, à des contractures des muscles, à des tumeurs blanches et à un commencement d'ankylose; mais l'état de fièvre, d'inflammation, de pléthore prononcée, ou d'extrême susceptibilité, les rendrait nuisibles. — Elles sont expressément contre-indiquées toutes les fois qu'il s'agit de goutte, de cancer, de scorbut, ou d'apoplexie. Ces différentes exclusions, au reste, sont communes à toutes les eaux minérales; mais c'est là un de ces préceptes de prudence qu'on ne saurait trop répéter.

Voici quelques unes de ces eaux sulfureuses secondaires, que nous rangeons par ordre alphabétique.

Arles (Pyrénées-Orientales). — Les sources sulfureuses d'Arles sont dans la plaine de Céret, patrie de M. Anglada, qui les a étudiées et décrites consciencieusement, en compatriote. Les bains sont à trois quarts de lieue d'Arles en Roussillon, qu'il ne faut pas confondre avec Arles en Provence. Le village dans lequel jaillissent les sources se nomme *Bains-près-Arles*. Non loin de là est un petit monticule, au sommet duquel Louis XIV fit bâtir un fort, nommé *Fort-lès-Bains*. L'établissement thermal, dont la fondation est évidement romaine, est antérieur au village de plusieurs siècles. La rivière de Montalba forme près de là une cascade remarquable que les habitants du pays appellent la *Douche-d'Annibal*. — Ceux de ces villageois qui sont les plus voisins des sources ont les dents noires. — La température d'Arles est douce, le pays excellent : là croissent l'olivier, le mûrier, la vigne, etc. Le mont Canigou est dans le voisinage. — L'établissement thermal a 36 pieds et de largeur et d'élévation; il contient des piscines, des douches et 20 bains. Ces derniers ne datent que de 1813.

On compte 14 sources distinctes à Arles. Toutes ont environ 50 degrés de chaleur au thermomètre de Réaumur, à l'exception de la fontaine de *Manjolet*, source servant de buvette, qui n'a guère que 30 degrés R. — L'eau des sources est trop chaude pour composer des bains sans avoir été préalablement refroidie. L'essentiel serait de la laisser refroidir dans des tuyaux clos, sorte de serpentins entourés d'eau froide; car le contact de l'air lui fait perdre aussitôt les caractères d'eau sulfureuse, pour l'assimiler en quelque sorte aux eaux de Plombières. Les eaux d'Arles sont extrêmement abondantes : les 14 sources ensemble en fournissent plus de 2500 litres par minute. Malheureusement cette eau se décompose aussitôt : après un cours de cent pieds à l'air libre, ce n'est plus que de l'eau presque simple, sans odeur et quasi sans vertus. La fontaine de Manjolet est la moins forte, la moins chaude et la plus altérable. Elle n'est connue que depuis 1756; une jolie route la sépare de l'établissement principal ; un pavillon élégant lui sert d'abri. — M. Anglada a trouvé dans les eaux d'Arles, ainsi que dans la plupart des autres sources sulfureuses du Roussillon, de la barégine en quantité notable, de l'hydro-sulfate de soude, du chlorure de sodium, du sulfate de soude et de chaux; des carbonates de soude, de chaux, de potasse et de magnésie; de l'azote pur et de la silice. — A l'exception des Espagnols, les baigneurs d'Arles sont presque tous du département, et cependant les sources sont si bien abritées par les montagnes, que les malades pourraient y séjourner durant l'hiver.

Il n'y a que quelques lieues d'Arles à Narbonne, à Perpignan, à Collioure, ainsi qu'aux frontières. On trouve là de belles routes, un joli pays, de bon vin, du gibier du Lampourdan, et d'excellentes truites du Tech et du Mondony. — Propriétés et vertus communes aux grandes eaux sulfureuses.

Artigue-Longue. — Ces eaux sulfureuses se trouvent à Bagnères-de-Bigorre, parmi un grand nombre d'autres sources qui toutes sont salines. Ces deux sources d'exception, dont l'une marque 30 degrés R., et l'autre 15°, sont aussi nommées *eaux minérales de Pinac,* du nom du médecin qui en est le propriétaire. — Mêmes propriétés et vertus.

BAGNOLS. — A 142 lieues de Paris, 3 de Mende et 4 du Pont-Saint-Esprit, dans le département de la Lozère, on trouve le village de Bagnols, assis sur le penchant d'une montagne. Là, l'air est pur et salubre, mais la température en est variable et souvent froide. Les eaux de Bagnols marquent 36 degrés R.; elles sont claires, limpides, fétides et évidemment sulfureuses. Elles sont composées comme les sources célèbres dont nous avons précédemment fait l'histoire; on dit qu'outre les principes sulfureux, elles renferment un peu de fer. — Les bains et les douches se prennent à Bagnols dans des souterrains ou grottes. Il y a trois grottes pour les bains et trois autres grottes consacrées aux douches. — Les eaux de Bagnols adoucissent les maladies de la peau, provoquent les menstrues, facilitent l'expectoration et hâtent la cicatrisation des plaies. On les administre aussi dans les anciens maux d'yeux et d'oreilles, contre l'épiphora (ou larmoiement continuel) qui ne dépend ni du renversement des paupières ni de l'oblitération des points lacrimaux ; on les emploie aussi pour d'autres maux topiques. Elles seraient nuisibles aux personnes irritables ou déjà irritées, aux scorbutiques, aux goutteux, aux syphilisés, aux apoplectiques, aux phthisiques, de même qu'aux hydropiques et aux épileptiques. Il serait imprudent d'en prescrire l'usage aux femmes enceintes ; mais on les a quelquefois conseillées contre la stérilité.

Bain des Ladres. — C'est par ce nom qu'on désigne l'une des cinq sources minérales de *Rennes* (Aude). — L'eau de cette fontaine, comme sulfureuse, est préconisée depuis long-temps contre les maladies de la peau, et contre les engorgements scrophuleux.

Barbotan. — A une petite lieue de Casaubon, dans le département du Gers. L'eau de Barbotan marque 25 à 30 degrés R. Elle est manifestement sulfureuse. On la conseille dans les maladies de la peau et des membres, etc. On fait aussi usage des boues. — M. Rocaché, l'inspecteur de cette source, ferait bien de nous transmettre quelques renseignements sur ses propriétés médicinales.

BILAZAI. — A 2 lieues de Thouars, 3 de Moncontour et 7 de Saumur, dans le département des Deux-Sèvres. De ce lieu jaillissent trois sources distinctes, dont une seule est sulfureuse et tiède ; elle marque 20 degrés R. et ne gèle jamais, quelle que soit la rigueur de l'hiver. — Ces eaux sont efficaces contre les légères irritations de la peau ; elles sont utiles à la suite de gales mal traitées. On prétend qu'elles préservèrent de l'épidémie de 1740 les personnes qui, cette année-là, étaient allées s'y baigner.

CADÉAC. — Dans le département des Hautes-Pyrénées ; pays trop riche en eaux sulfureuses de premier ordre pour que celles de Cadéac n'en souffrent pas. Ces eaux sont peu connues; peut-être est-ce la faute de M. le docteur Fournier.

CAMBO. — Dans le département des Basses-Pyrénées, à 4 lieues de Bayonne, et tout près des frontières d'Espagne. On trouve à Cambo une source sulfureuse dont la température n'est que de 18 degrés R. tout au plus. Il faudrait chauffer l'eau pour en composer des bains; mais la plupart des malades se bornent à en boire. Près de là est une source ferrugineuse froide, circonstance toujours défavorable pour toute eau sulfureuse. Beaucoup d'Espagnols se rendent vers la fin de l'été à Cambo, joli lieu où la végétation est riche, les paysages variés, la vie excellente et peu coûteuse, les routes superbes. On peut assister là à la chasse aux palombes. — Quant aux propriétés des eaux, voyez *Bonnes*, etc.

CASTÉRA-VERDUSAN (Gers). — Entre Auch et Condom, non loin de la route. Une des deux sources est sulfureuse ; elle marque 19 à 20 degrés R. Il existe aussi des boues dont on fait usage comme topique résolutif. Raulin a beaucoup vanté ces eaux, mais sans conséquence. L'inspecteur de ce lieu thermal est le docteur Capuron, médecin célèbre de Paris ; il a consacré dernièrement quelques pages de brochure à leur histoire. — Vertus médiocres.

Couterne (Orne). — Couterne est un joli bourg, bâti sur la route d'Alençon à Domfront, à 60 lieues de Paris, 15 de Laval, 5 de Domfront, 10 d'Alençon et d'Argentan, sur les bords de la Mayenne et de la Vée, entre le château de la Bermondière, où habita Réaumur, et celui de Couterne, que possède la famille Frotté. A une demi-lieue au-delà de ce bourg, vers le nord, entre deux montagnes flanquées de rochers, et sur la rive gauche de la Vée, on trouve la source tiède de *Bagnoles*, dont les eaux sont un peu sulfureuses, un peu louches, peu chargées de principes, et néanmoins assez efficaces contre les rhumatismes musculaires chroniques, contre les gastrites, les engorgements scrophuleux des membres, et quelques anciens écoulements et catarrhes. Elles ne marquent que 20° R. : aussi est-on obligé de les chauffer dans une chaudière pour en composer des bains et des douches. On trouve du soufre sublimé sur les rochers voisins de la source. — Bagnoles lui-même est un hameau, composé de deux bâtiments destinés aux baigneurs et aux bains (1813) ; d'un hôpital militaire, où se rendent chaque année une centaine de militaires (1820) ; d'un salon séparé sous forme d'une gracieuse chaumière, et de plusieurs bâtiments d'exploitation. On trouve là 14 bains isolés, 7 pour chaque sexe, renfermés dans autant de cellules ; une piscine militaire ; une buvette, qu'on a mal à propos pourvue d'une pompe, car cette pompe a pour effet de priver l'eau de son gaz. — L'établissement possède aussi 8 douches ; les baignoires sont en bois et enchâssées dans le sol. 60 à 80 baigneurs civils, et à peu près le double de militaires, voilà ce dont se compose annuellement la clientèle de Bagnoles, qui doit sa réputation et ses édifices à feu M. Lemâchois, l'un des hommes les plus recommandables du pays (1).

Digne (Basses-Alpes). — Digne est situé à 174 lieues de Paris et 7 de Sisteron, entre quatre montagnes qui lui servent d'abri. Les anciens ont connu les bains de Digne : Pline et Ptolémée en ont fait mention. Les sources, au nombre de quatre, et marquant 28 et 30° R., sont à une petite lieue de la ville; l'établissement se trouve adossé à des rochers. On prend les bains dans des espèces de grottes ou piscines creusées dans le roc, pouvant recevoir à la fois de 10 à 20 personnes. C'est à peu près comme aux bains de *Loesche* en Suisse. On ne va guère aux eaux de Digne que pour des maladies locales, des rhumatismes et des douleurs, etc.

Enghien. — A 4 lieues de Paris, dans la

(1) Voyez *Dictionnaire de la conversation*, Bagnoles, tome 4. — 1833.

délicieuse vallée de Montmorency, à laquelle il ne manque qu'une rivière. Bien que l'eau sulfureuse d'Enghien jaillisse à la fois de plusieurs sources, elle est néanmoins parfaitement homogène. Elle est froide (11° R.). Pour en former des bains on la fait chauffer dans des appareils ingénieux qui la préservent de toute dispersion de principes. M. Longchamp, qui l'a analysée avec un soin tout particulier, a trouvé qu'elle renfermait des sulfures de calcium et de potassium (d'autres personnes y ont trouvé, disent-elles, des sulfures de magnésie), des sulfates, carbonates et muriates de potasse et de chaux, etc., de même que de l'hydrogène sulfuré libre, et quelques traces d'acide carbonique et d'azote, sans vestiges notables de barégine. Elle est d'après cela fort différente des autres eaux sulfureuses, lesquelles, au lieu de sulfure de potassium, etc., renferment du sulfure de sodium ou de l'hydrosulfate de soude : la soude paraît exclue des eaux d'Enghien. — On administre ces eaux dans quelques maladies de la peau, particulièrement contre les dartres nommées *couperoses*, dont la figure de beaucoup de femmes de 40 ans est comme masquée. On les a aussi efficacement employées pour déterger de vieux ulcères et des varices ouvertes. On puisait de ces eaux chaque matin pour feu Louis XVIII, dont les jambes s'étaient largement ulcérées, à la suite d'habitudes sédentaires et studieuses. C'est même à cette circonstance que les sources d'Enghien ont dû une sorte de réputation. Quelques personnes les ont aussi conseillées à des asthmatiques. — Les différentes sources d'Enghein fournissent environ 240 pieds cubes de liquide sulfureux par 24 heures. On fait usage de cette eau sous toutes les formes. L'établissement des bains, situé sur le bord de l'étang de Saint-Gratien, est dû à M. Péligot, l'un de nos plus habiles administrateurs, qui a généreusement consacré à cette fondation des sommes énormes. Là se trouvent de jolies habitations pour deux à trois cents visiteurs,

30 cabinets de bains, des baignoires en zinc, 8 douches, etc.

Tout près de là sont l'Ermitage de J.-J. Rousseau et de Grétry, et la Chevrette de Mad. d'Epinay; la charmante habitation de Mad. d'Houdetot, où Saint-Lambert composa ses *Saisons*, et coula d'heureux instants; les retraites de Catinat et de l'excellent Lacépède, etc. Près de là aussi passent à tout moment de commodes voitures. Dans les environs on trouve une jolie ville, de charmants villages, une vaste forêt, des lieux de chasse et de bals, des fêtes à foison. En outre, M. Alibert et M. Biett sont les inspecteurs des eaux, qui cependant ne jouissent que d'une vogue indécise. S'il se rend à Enghien deux à trois cents baigneurs par an, c'est beaucoup. Sans doute c'est un malheur pour des eaux minérales d'être froides, et un malheur plus réel d'être situées trop près d'une grande ville où se joue chaque jour l'opéra. — Les pharmaciens de Paris se gardent bien d'imiter les eaux d'Enghien: la confrontation serait trop facile.

Escaldas (Pyrénées-Orientales). — Les sources thermales et sulfureuses d'*Escaldas* sont au nombre de trois : 1° La *Grande source*, qui alimente les *bains* ou *thermes Colomer* (33° R.); 2° la source *Merlat*, qui se rend aux bains de ce nom (27° R.), et 3° la source de *la Tartère de Margail* (26° R.). Ces eaux sont fort abondantes; la seule source des *bains Colomer* produit 23,000 pieds cubes d'eau minérale dans l'espace de 24 heures. La composition en est analogue à celle des sources d'Arles; mais elles sont peu saturées de principes sulfureux et salins. Après celles de la Preste, celles-ci sont les plus faibles des Pyrénées. L'établissement principal renferme dès à présent 8 baignoires dans 6 cellules.— Le village d'Escaldas (*Aguas Caldas*) fait partie de la Cerdagne ou *Haute-Sègre*; il est bâti sur le versant méridional des Pyrénées, dans le canton de *Saillagouse*; à peine comprend-il une quinzaine de maisons. On s'y rend à travers la jolie vallée de la *Tet* et les vallons de Prades et de Vinça, en suivant une route magnifique qui part de Perpignan. — Depuis long-temps les malades se rendent aux bains d'Escaldas, tout négligés qu'ils sont; on y vient surtout de Barcelonne. Le docteur Pyguillem, celui que MM. Lassis et Pariset citaient si fréquemment à l'époque où la fièvre jaune sévit en Catalogne, professait pour ces eaux thermales une estime singulière et les préconisait en conséquence. Il est sage de les prescrire particulièrement dans les maladies de la peau, et contre quelques engorgements chroniques des viscères. — Il paraît qu'on fait bonne chère à Escaldas, et que l'on découvre de là des sites admirables. C'est un pays précieux pour les malades qui ont un peu cultivé la botanique ou la géologie.

On trouve dans la même contrée les sources sulfureuses de *Llo*, de *Quez* et de *Dorres*.

Gamarde. — Dans le département des Landes, à deux lieues de Dax, est la fontaine sulfureuse de Gamarde. Les eaux en sont froides comme celles d'Enghien; elles ont à peu près aussi les mêmes vertus.

Gréoulx (Basses-Alpes). — Village à 8 lieues d'Aix en Provence, à 13 lieues de Marseille, et 3 de Manosque; la population de Gréoulx est de 1,500 habitants. Les eaux de ce lieu sont des propriétés médiocres. On les conseille contre les engorgements d'entrailles et la paralysie, contre les gastralgies, et dans les diverses nuances de l'hypocondrie. On en fait usage sous toutes les formes: bains, douches, boisson, etc. La source de Gréoulx est unique: elle est chaude (31° R.). Les baignoires sont en marbre.

Labassère (Hautes-Pyrénées). — Les eaux de Labassère sont comparables à la source d'Ortech à Bonnes. On les prescrit dans les catarrhes chroniques, et dans quelques maladies de poitrine commençantes, sans hémoptysie. Le village de Labassère est situé dans la vallée de Trébons, au milieu des montagnes, assez près de Bagnères-de-Bigorre.

La Roche-Posay. — En Touraine, dans

le département de la Vienne, à 7 lieues de la route de Bordeaux, et à 6 lieues de Châtellerault, on trouve la petite ville de la Roche-Posay. Il y a là trois sources d'eaux sulfureuses froides, qui sont assez renommées comme remédiant aux flueurs blanches, aux pâles couleurs, ainsi qu'aux maladies légères de la peau. Quoique froide, cette eau ne gèle jamais, ce qui atteste sa nature minérale. Elle contient d'ailleurs incontestablement des principes sulfureux et salins.—Les sources de la Roche-Posay avaient été remises en honneur par Milon, médecin de Louis XIII; mais elles sont fort négligées de nos jours.

La Preste (Pyrénées-Orientales).— Quant à la composition, aux propriétés et vertus, voyez les *Eaux d'Arles en Roussillon*. —Le hameau de La Preste est à 6 lieues de cette dernière ville, à 14 lieues de Perpignan, et à plus d'une demi-lieue des bains eux-mêmes : il fait partie de la commune de *Prats-de-Mollo*. Près des bains est la montagne de *Costa-Bona*. — On trouve là quatre sources d'une eau limpide, sulfureuse, douce et onctueuse au toucher, et chargée de flocons de barégine; sa température varie entre 25 et 36° R., selon la source. On l'emploie principalement contre les maladies topiques. — Le docteur Hortet, homme habile, s'est attaché à rendre ce séjour attrayant et profitable.

Molitg (Pyrénées-Orientales). — A 3 lieues de Prades et de Vernet, sur la rive gauche de la Tet, dans les montagnes, on trouve le village de Molitg, qui ne renferme guère que 500 habitants : il est bâti à mi-côte, à l'orient de la petite rivière *la Castellane*, et au milieu de blocs de granit. On compte à Molitg huit à dix sources principales ayant une température de 27 à 30° R., d'après M. Anglada, lequel a étudié les eaux de tout le département avec le plus grand soin. Ces différentes sources alimentent les établissements des *bains Mamet*, des *bains Llupia*, et des *bains Coupes*. — Le séjour de Molitg convient surtout aux misanthropes, aux hypocondriaques, qui fuient le monde et ses plaisirs : rien de plus sauvage que les sites des *Paracols* et de *Jasse d'el Caillau*.

Du reste, on trouve là un restaurateur, un médecin, des eaux très abondantes, des habitations convenables, ainsi que des bains nombreux et bien tenus. — On prescrit les eaux spécialement contre les maladies de la peau. — M. Julia Fontenelle, alors domicilié à *Narbonne*, publia en 1820 une analyse des eaux de Molitg, qui diffère de celle de M. Anglada. — Voyez *Arles*.

Olette (Pyrénées - Orientales). — A 17 lieues de Perpignan, 5 de Mont-Louis.—Les eaux d'Olette sont manifestement sulfureuses; on les dit chaudes de plus de 60° R. (Carrère et Pâtissier); et pourtant, dit-on, la viande de bœuf ne saurait y cuire dans l'espace de cinq heures, tant les principes minéraux y abondent, surtout le sel marin. —M. Anglada pense que le nom de *Source d'Olette* a été donné par Carrère à l'une de celles de *Thuez* (celle qui marque 62° R.).

Saint-Amand (Eaux et boues de). — La ville de Saint-Amand, située à 50 lieues de Paris, 6 de Valenciennes, dans le département du Nord, renferme 5 à 6,000 habitants. L'établissement des bains est distant d'une petite lieue. L'eau exhale une odeur sulfureuse, et marque environ 20 degrés au thermomètre de Réaumur. Elle contient du sulfure de sodium, de l'hydrogène sulfuré, et différents sels à base de soude et de chaux. On la prescrivait sous forme de bains et de douches, contre la paralysie et les rhumatismes chroniques; en boisson, contre les scrophules et les pâles-couleurs, contre les engorgements indolents du foie, et même dans quelques affections des voies urinaires. Les boues ont plus d'une fois merveilleusement réussi dans les ankyloses commençantes, dans les entorses et les foulures, dans la paraplégie, l'atrophie et la contracture des membres, etc. (Voy. les *Mémoires de l'Académie des sciences pour l'année* 1743). Mais cette source est tellement encombrée aujourd'hui, qu'il serait impossible de tirer parti de ses eaux. — Il y avait à Saint-Amand deux sources sulfureuses : 1° la source d'*Arras*,

2° la source de *Bouillon*. Il est malheureux que le gouvernement abandonne cet établissement, auquel la médecine a dû des cures notables. Un des frères de Napoléon, je ne sais plus lequel, s'y rétablit d'un commencement d'atrophie de l'une des jambes; à la vérité Corvisart lui donnait en même temps un traitement à suivre.

Saint-Honoré (Nièvre). — A 8 lieues d'Autun, 7 de Bourbon-Lancy. Eaux négligées, puis suivies et prisées de nouveau : lieu assez agréable. Plusieurs sources confondues, dont la température est de 26° R. Le principe sulfureux de cette eau n'a pas été démontré par les chimistes ; mais l'odeur et le goût l'y décèlent. M. Vauquelin y a trouvé du muriate de soude, un peu de fer carbonaté, différents sels, mais rien de sulfureux. — Engorgements intérieurs, flux chroniques.

Schinznach (En Suisse). — Voyez ce que nous avons dit des *Eaux de Loesche*, p. 95.

Schlangenbad (en Nassau). — .... Phthisie pulmonaire et anciens catarrhes.

SIRADAN et SAINTE-MARIE (Hautes-Pyrénées). — Nous attendons sur ces eaux des renseignements de leur inspecteur, M. Bertrand-Vaqué. — On ne conçoit pas pourquoi le gouvernement fait inspecter des eaux dont les propriétés ne sont pas manifestes, ou pourquoi, si elles ont des vertus réelles, le médecin inspecteur nous le laisse ignorer.

THUEZ (Pyrénées-Orientales). — Les eaux minérales de *Thuez* (62° R.), ainsi que celles de *Saint-Thomas* (36-47° R.), de *Cavancilles* (43° R.), et de *Nyer* (20° R.), ont beaucoup d'analogie avec les autres eaux sulfureuses du département des Pyrénées-Orientales. Voy. *La Preste, Arles*, etc. Seulement, les sources de *Thuez* contiennent une quantité remarquable de sel marin, combiné à de faibles proportions d'hydro-sulfate de soude.

URIAGE (Isère). — La découverte des eaux sulfureuses d'Uriage a été, non faite, mais constatée par M. le docteur Billerey, médecin de Grenoble. Cette source est à une lieue et demie du village, dans un lieu isolé et naguère inhabité. Les paysans de la contrée s'y rendaient chaque année et buvaient de l'eau minérale durant trois jours. Maintenant on fait chauffer l'eau pour en composer des bains. — M. Billerey l'administre dans les maladies de la peau et dans dans quelques engorgements chroniques du ventre. M. Gueymard, ingénieur, a analysé l'eau dont nous parlons, et Mme de Lagon a fait construire un établissement près de la source.

Verdusan ou Vivent. — Voy. *Castéra-Verdusan*, page 139.

Vernet (Pyrénées-Orientales). — Le village de Vernet, peuplé d'environ 800 personnes, est situé au pied du mont Canigou, dans un pays agréable et productif. Il fait partie de l'arrondissement de Prades, et n'est éloigné du chef-lieu que de trois petites lieues. De Vernet à Perpignan il y a dix lieues : la ville la plus voisine de Vernet est Villefranche. Pays riche et curieux, tout abonde à Vernet. Un naturaliste y ferait d'amples récoltes, et peut-être des découvertes.

Tout élevé qu'est le Canigou, il est néanmoins facile à gravir : on a alors devant soi un horizon immense. Les bains de Vernet datent du quatorzième siècle. Quatre sources jaillissant près du village alimentent l'établissement. Toutes sont sulfureuses, et marquent de 41 à 44° R., et même il paraîtrait que M. Arago, qui, en 1826, visita Vernet et ses sources, avait trouvé que la température de celles-ci s'élevait à plus de 45° R., ce qui affecta beaucoup M. Anglada, qui, lui-même, s'était servi d'excellents thermomètres de Fortin. — Les bains de Vernet pourraient être mieux organisés et plus fréquentés qu'ils ne le sont. Toutefois ils sont efficaces dans les maladies de la peau, dans les affections pulmonaires commençantes, pour des plaies anciennes, des ulcères, etc. Une des sources porte le nom de *Pectorale*. — Voyez Barère, Carrère, et surtout Anglada.

Vinça (Pyrénées-Orientales). — Près de la ville de Vinça, qui renferme moins de 2,000 habitants, à environ 8 lieues de Perpignan et à 3 trois lieues de Prades, jaillissent les eaux sulfureuses de *Nossa*, que les habitants nomment aussi *Fons d'al sofre.* — Ces eaux ne sont ni très chargées de principes ni très abondantes ; elles ne sont que tièdes (20° R.). — Voyez ce que nous avons dit de celles de *Vernet.*

WISBADEN (en Allemagne). — Entre Francfort et Mayence, et à 3 lieues de cette dernière ville, on trouve Wisbaden et ses sources sulfureuses thermales, dont la température s'élève jusque par-delà 54° R. — Ces eaux adoucissent les douleurs rhumatismales et même, dit-on, les syphilitiques.

Remarque générale. — La plupart des eaux sulfureuses, sous quelque forme qu'on les emploie, occasionent souvent des coliques, souvent aussi des tremblements, surtout lorsqu'on en fait usage à une température élevée... J'ai souvent remarqué qu'elles relâchent le corps des jeunes gens, tandis qu'elles constipent les vieillards.

EAUX MINÉRALES GAZEUSES.

EAUX DE VICHY.

La petite ville de Vichy, bâtie sur les rives de l'Allier, qui la traverse du midi au nord, est située à 87 lieues de Paris, 15 l. de Moulins, 32 de Lyon et 3 de Gannat. Elle occupe en partie un vaste vallon dont les coteaux, disposés en amphithéâtre, offrent aux yeux du voyageur une perspective agréable : on découvre de là les montagnes élevées du Forez et de l'Auvergne. Les routes qui conduisent à Vichy sont belles et bien entretenues; le climat est tempéré. Le côté de la ville où sont les sources thermales est d'une architecture moderne : c'est ce qu'on nomme *Vichy-les-Bains*. On y trouve de beaux hôtels qui réunissent toutes les commodités de la vie citadine. L'autre côté de Vichy est composé de vieilles constructions; les rues en sont étroites et désagréables. Une belle promenade sépare ces deux quartiers si différents l'un de l'autre; c'est comme une Chaussée-d'Antin d'un côté et de l'autre un faubourg Saint-Marcel.

L'édifice thermal, dont la construction remonte à 1787, est vis-à-vis la promenade; il est entouré d'hôtels élégants. Les princesses Victoire et Adélaïde, tantes de Louis XVI, en furent les fondatrices, quelques années avant la première révolution. « Long-temps »après, en 1814, madame la duchesse d'An»goulême est venue à Vichy, et depuis ce »premier voyage, l'établissement a pris un ac»croissement digne de sa protectrice. Quatre »cours très vastes, ayant au centre un réser»voir d'eau douce, sont entourées de cabinets »de bains; on y arrive par une très belle ga»lerie; au-dessus se trouvent plusieurs sa»lons d'assemblée (1). »

(1) ALIBERT, *Eléments de thérapeutique*. — 1826.

On compte à Vichy sept sources, dont voici les noms et la température :

La Grande-Grille, qui a de 32 à 34° R.
Le puits Chômel. . . . . 32° R.
Le Grand-Bassin des bains . . . 35° R.
Le Petit-Boulet, ou fontaine des Acacias . . . . 24° R.
La fontaine de l'Hôpital, ou Gros-Boulet . . . . 28° R.
La source Lucas. . . . . 25° R.
La fontaine des Célestins ou du Rocher . . . . 17 à 18° R.

Cette dernière source est placée à l'une des extrémités de la ville, au bas d'une montagne; elle a été récemment encaissée.

Parmi ces noms de sources, doubles presque tous, il est facile de distinguer les noms primitifs et de localité d'avec ceux qui, adoptés après coup, servirent à exprimer de la reconnaissance ou de simples souvenirs. On a beau débaptiser les lieux ou les choses, le peuple conserve avec obstination les noms qu'il a créés : son langage vieilli atteste quelquefois d'anciennes coutumes, tout aussi fidèlement que des médailles monumentales.

« On a eu soin de soustraire au contact »de l'air les sources *Lucas*, de *l'Hôpital* et »des *Acacias :* on les a captées dans un ré»servoir cylindrique, surmonté d'un dôme »en forme de chapiteau, et entouré d'une »muraille d'où sort un tube conducteur au »moyen duquel les malades boivent une eau »très chargée de gaz. » (M. PATISSIER, *Traité des eaux minérales.*)

Toutes les eaux de Vichy sont incolores et limpides; cependant on voit souvent nager à leur surface, là même où elles sortent de terre, des vestiges insolubles de carbonate de chaux. Elles sont sans odeur, encore qu'on ait dit que la *source Lucas* sentait le soufre, et elles n'ont qu'un goût de lessive peu marqué. L'eau de la *source des Célestins* est légèrement aigrelette. La grande quantité de gaz acide carbonique que ces eaux renferment les rend incessamment bulleuses et bruyantes comme de l'eau qui va bouillir. M. Longchamp a prouvé, dans la remarquable analyse qu'il a faite et publiée sur Vichy, que les eaux de ce lieu ne contiennent absolument, en fait de gaz, que de l'acide carbonique, sans mélange, ni d'air atmosphérique, ni d'azote, ni d'oxygène, ni d'hydrogène sulfuré.

Voilà de quelles substances ce chimiste habile a trouvé les eaux de Vichy composées. Un litre d'eau minérale, ou deux livres, lui a fourni :

Acide carbonique libre, 17 grains;

Bi-carbonate de soude, près de 5 grammes ou 90 grains : c'est un gramme ou 18 grains par verre d'eau.

Muriate de soude (sel de cuisine), 10 grains;

Sulfate de soude (sel de Carlsbad), plus de 8 grains;

Et de plus un peu de chaux, de magnésie, de silice, de même que quelques traces de fer, et d'une matière végéto-animale.

C'est la fontaine des Acacias, ou du Petit-

Boulet, qui contient le plus de gaz acide carbonique (23 grains par pinte). Après elle, c'est aux sources Lucas, des Célestins et du Grand-Bassin des bains, que l'on en trouve davantage.

Le bi-carbonate de soude n'est dans aucune autre source aussi abondant que dans celle des Célestins (96 grains par pinte d'eau thermale). La source Lucas vient ensuite. — Le sel dont nous parlons est, avec l'acide carbonique, le principe qui prédomine dans l'eau de Vichy.

La plus ferrugineuse de toutes les sources de Vichy est celle des Acacias, qui en contient environ un demi-grain par pinte d'eau, la même quantité que la *source royale* de Forges.

Quant aux muriate et sulfate de soude, la quantité en est à peu de chose près la même à toutes les sources. Toutefois c'est la source des Célestins qui contient le plus de muriate et le moins de sulfate. C'est également cette source qui renferme le plus de silice.

Les eaux de Vichy ont presque toutes une

saveur si piquante, que les bestiaux, lorsqu'une fois ils en ont goûté, dédaignent et quittent brusquement la rivière où on les conduit, pour aller s'abreuver de préférence aux sources minérales. Il paraît probable que ces animaux recherchent les eaux minérales de Vichy en conséquence de cet instinct qui les conduit à manger du sel, ainsi qu'à lécher des murs où se sont formés de petits cristaux de nitrate de potasse.

Les eaux de Vichy sont *fondantes* et *apéritives*, ce qui veut dire qu'elles dissipent les engorgements des organes, en ouvrant des issues aux humeurs dont le cours s'est ralenti, ainsi qu'en renouvelant, après en avoir déterminé l'excrétion, des sucs trop consistants. Feu le baron Lucas, l'inspecteur de Vichy, les prescrivait de préférence dans les engorgements chroniques du foie et de la rate, dans les maladies anciennes de l'estomac, dans les affections hémorrhoïdales, dans l'hypocondrie et les flueurs blanches. Elles produisent aussi de bons effets chez certains malades qui ont une constipation opiniâtre, de même que dans les coliques hépatiques, dans les fièvres intermittentes invétérées, dans les maladies calculeuses, principalement, et contre les accidents qui signalent si souvent *l'âge critique*. On les a vivement prônées contre les péritonites chroniques, pour les suites de couches, ainsi que dans ce que le peuple a coutume d'appeler *dépôts laiteux*, *lait répandu*, etc.

«... Depuis environ cinquante ans, observe M. Longchamp, on fait usage, en Angleterre, d'une eau minérale appelée *soda water*, solution saline analogue à l'eau de Vichy, et qui produit des cures merveilleuses quand on l'emploie contre la gravelle, ainsi que l'ont constaté depuis long-temps Falconner, l'évêque Landaff, et l'anatomiste Mascagni.

« Les chimistes et les praticiens anglais et italiens se sont assurés que le *soda water* rend les urines très sensiblement alcalines, ce que détermine également l'eau de Vichy (Darcet et Robiquet); et c'est en conséquence de cette propriété que l'un et l'autre liquides ont le privilége de dissoudre dans la vessie des calculs d'acide urique... Le soda-water est si souvent employé en Angleterre, qu'on va le prendre là, dans des lieux publics, comme s'il s'agissait de bière ou de café.

« Le soda-water, ajoute ce chimiste, aussi bien qu'une dissolution quelconque de bicarbonate de soude, peut souvent remplacer l'eau de Vichy... » Sans doute on veut parler des occurrences où il est question seulement de combattre la gravelle *rouge* et la formation de calculs urinaires entièrement composés d'acide urique.

L'eau de Vichy produit peu d'effet sur les scrophules, sur les maladies de la peau et sur les rhumatismes ; elle aggrave la goutte. Elle est d'un effet pernicieux aux tempéraments secs, aux personnes irritables, aux poitrines délicates, aux malades nerveux, ainsi qu'à ceux qui sont pléthoriques ou qui éprouveraient un mouvement de fièvre ou de l'insomnie ; en un mot, elles sont manifestement toniques et irritantes.

Ni purgatives ni sudorifiques, elles ne portent qu'aux urines, et l'on doit les ranger en conséquence parmi les remèdes *diurétiques*.

On emploie l'eau de Vichy principalement en boisson. Les différentes sources n'ayant pas, sinon les mêmes vertus, du moins la même énergie, c'est au médecin-inspecteur d'indiquer à quelle source chaque malade doit se rendre. On commence presque toujours par la source des *Célestins ;* c'est la plus rafraîchissante, la moins chaude et la plus agréable au goût. On passe ensuite à la source de la *Grande-Grille*, puis à celle des *Acacias*. L'eau de la Grande-Grille est la plus réputée contre les engorgements des viscères du ventre, contre les *obstructions* qui ne sont plus inflammatoires, sans être encore ni cancéreuses ni tuberculaires. Il faut boire les eaux de Vichy avec précaution dans les temps d'orage; car alors elle est d'une digestion pénible, et elle détermine parfois des ballonnements fort incommodes.

Les bains sont ordinairement composés de l'eau du Grand-Bassin ou de l'eau de la source de l'Hôpital, que l'on coupe à parties égales avec l'eau pure et froide de la rivière de l'Allier. Ce mélange donne un bain d'une température convenable, outre qu'il met obstacle au prompt dégagement de l'acide carbonique. — Ces eaux déterminent quelquefois des coliques et quelquefois un mouvement de fièvre.

La saison des eaux ouvre à Vichy vers le 15 mai et ferme le 15 septembre : on n'y séjourne pas moins de trente à quarante jours, et souvent l'effet des eaux ne devient manifeste que quelques semaines après qu'on en a cessé l'usage.

« Le grand établissement thermal de Vichy renferme soixante-douze cabinets de bains et quatre douches. Il est alimenté par la source du Grand-Bassin, laquelle fournit environ 550 pieds cubes d'eau toutes les 24 heures. L'établissement de l'Hôpital, à lui seul, renferme douze robinets de bains et trois douches : la source qui l'alimente fournit 150 pieds cubes d'eau par jour. Le produit total et quotidien des sources de Vichy est d'environ 800 pieds cubes d'eau.

« On trouve là des bains séparés pour chaque sexe.

« Vichy peut recevoir à la fois 6 à 800 étrangers. Il s'y rend habituellement chaque année de 1000 à 1200 malades. Tel en était du moins le chiffre le plus ordinaire sous la direction de feu le docteur Lucas.

« Ce célèbre médecin est remplacé aujourd'hui par M. Prunelle, maire de Lyon et député de l'Isère.

« Il part tous les jours de Moulins, de Roanne et de Gannat, des diligences allant à Vichy, ce qui met cette ville thermale en relation journalière avec Paris, avec Lyon, le midi et l'Auvergne. Il est même question de faire passer par Vichy la grande route de Paris à Nîmes ». (*Lieu cité.*)

Les eaux de Vichy se transportent aisément sans subir d'altération notable.

M. Darcet a extrait de l'eau de Vichy le bicarbonate de soude qui la caractérise, et qui la rend si salutaire, et il en a composé des *pastilles* dites *de Vichy*, dont la propriété bien manifeste, surtout chez les femmes, est de rendre les urines alcalines. Dorénavant, toute personne ayant la pierre ne doit recourir aux chirurgiens lithotriteurs qu'après avoir essayé, sans résultat, des eaux et des pastilles de Vichy, ou du *soda-water* gazeux. — Quatre verres de cette eau minérale suffisent pour rendre les urinesalcalines durant vingt-quatre heures..... Un simple bain dans l'eau thermale des sources produit le même effet (Darcet).

Les principaux auteurs qui ont écrit sur Vichy sont : Chômel (Jacques-François), Brieude, Lassonne et Raulin. On cite aussi un *Dialogue entre les nymphes de Châteldon et celles de Vichy*, comme un ouvrage assez piquant. Il porte la date de 1785, époque où mesdames Adélaïde et Victoire de France se rendirent à Vichy. — Les auteurs les plus récents sont MM. Longchamp, Noyer et Lucas.

Ce dernier a attaché son nom à une multitude d'établissements utiles récemment créés à Vichy. Les habitants de ce lieu avaient pour ce médecin, leur bienfaiteur, une extrême vénération. Voici, à ce sujet, une anecdote qu'il me racontait avec une satisfaction non équivoque.

Vers 1820, Louis XVIII régnant, le duc d'Angoulême était venu à Vichy, où se plaisait singulièrement la duchesse... Se promenant un matin avec le baron Lucas, le prince dit amicalement à ce médecin : « Il paraît, M. Lucas, que mon père est fort aimé à Vichy ; on cite son nom à tout propos : *Monsieur* dit, *Monsieur* veut... Ces expressions d'amour me font grand plaisir. »

« — Mon prince, répondit le docteur, ce n'est pas votre auguste père que désigne ici l'épithète de *Monsieur* : c'est moi, Lucas, ajouta-t-il en riant, qui suis le *seigneur de Vichy ;* les habitants m'adorent... Votre Altesse est leur protecteur ; moi, leur prince. »

P. S. Je ne reçois qu'aujourd'hui (30 avril 1834) une brochure de l'inspecteur-adjoint de Vichy : je regrette de n'en pouvoir faire usage. Elle est intitulée : *Du traitement des calculs urinaires par les eaux de Vichy*. — Paris, Crochard, 1834.

EAUX DE CONTREXEVILLE.

—

Les eaux de Contrexeville contiennent du muriate de soude, des sulfates de chaux et de magnésie, de même qu'un peu d'acide carbonique qui retient en dissolution quelques atomes de fer. — Une pinte d'eau renferme environ 8 grains de sels en totalité.

On leur attribue plusieurs propriétés, entre autres celle de favoriser les menstrues et de faire fluer les hémorrhoïdes; mais leur vertu la moins contestée, la plus réelle, est de faire rendre les graviers des reins, ainsi que de petits calculs qui seraient déjà descendus dans les uretères ou dans la vessie. C'est au reste une propriété qu'elles partagent avec la plupart des eaux acidules ou carboniques, principalement avec celles de Vichy, de Saint-Nectaire et de Bussang, mais qu'elles paraissent posséder à un plus haut degré qu'aucune autre. Cependant elles ne paraissent pas contenir de bi-carbonate desoude. — L'honorable doct. Ségalas citait l'autre jour, devant l'académie de médecine, un malade à qui quelques verres de cette eau avaient fait rendre un calcul assez voluminenx, et M. A.-Chevallier prit aussitôt la parole pour rappeler plusieurs faits analogues. — Elles sont aussi utilement employées contre les affections goutteuses, contre les flueurs blanches, et, comme collyre, contre la lippitude des paupières. Elles ont également paru propres à guérir les catarrhes chroniques de la vessie, ainsi qu'à améliorer certaines gastrites lentes et sans fièvre.

Les eaux de Contrexeville sont d'une limpidité parfaite; quelquefois cependant elles se couvrent d'une légère pellicule plutôt blanchâtre qu'irisée : elles déposent en outre comme la plupart des eaux ferrugineuses. —Elles ont un sédiment onctueux et ocracé, une saveur astringente et ferrée, un peu acidule et comme savonneuse. — Complétement inodores, froides et un peu gazeuses, les eaux de Contrexeville ne se prennent qu'en boisson, et l'on se dispense assez souvent, ce qui, selon nous, est un mal, de les aller prendre sur les lieux, où leurs effets seraient pourtant beaucoup plus marqués, outre qu'on serait certain ainsi de prendre les eaux véritables sans recourir à des imitations toujours imparfaites, quoi que fasse la chimie la plus habile.

Contrexeville est un assez joli village composé de 160 maisons; et, parmi ces demeures, il en est qui sont disposées assez convenablement pour rendre le séjour de ce lieu supportable aux malades les plus délicats. Jusqu'à présent on n'y rencontre guère pour habitués que des naturels de la contrée, des Lorrains principalement.

Contrexeville est à 5 lieues de Mirecourt, à 7 lieues de Bourbonne-les-Bains, et il fait partie du département des Vosges.

EAUX DU MONT-D'OR.

Le Mont-d'Or (qu'il faudrait écrire *Mont-Dore* pour se conformer à l'étymologie du mot *dore*, *dor*, *dur*, *udor*, qui se retrouve, dans beaucoup d'idiomes, comme l'équivalent d'*aqua*) est situé dans le département du Puy-de-Dôme en Auvergne, à 8 lieues de Clermont-Ferrand, à 23 lieues de Lyon et à 104 lieues de Paris. La source de la Dordogne est au bas du petit village du Mont-Dore, où les neiges se conservent durant 7 mois de l'année. Il est peu de lieux où les orages soient plus fréquents que dans ce village, dont l'élévation au-dessus de la mer est de 3,400 pieds, c'est-à-dire plus de 400 pieds au-dessus du bourg de Cauterets dans les Pyrénées. Toutefois ces orages sont peu dangereux en raison de cette multitude de pics élevés qui y font l'office de paratonnerres. Au reste, c'est un lieu aussi curieux pour les naturalistes qu'il est intéressant pour les malades. — Il existe au Mont-Dore sept sources citées :

1° La source de César ou de la Grotte (33 degrés R.);

2° La source Caroline (36 degrés R.);

3° Le Grand-Bain, source du Pavillon ou de St.-Jean (33 degrés R.);

4° La source Ramond (33 degrés R.);

5° La source Rigny (33 degrés R.);

6° La Madeleine (34 degrés R.);

7° La Sainte-Marguerite (10 degrés R.).

Ces différentes sources ont des eaux limpides, incolores et inodores, et, à l'exception de la dernière source, dont l'eau a une saveur aigrelette, toutes ont un léger goût de sel ou de lessive; toutes aussi sont bouillonnantes, à cause du gaz carbonique qui s'en échappe, particulièrement lorsqu'il fait orage. Il se dégage alors une si grande abondance de ce gaz, surtout à la source César ou de la Grotte, qu'on interdit l'entrée de ces bains lorsque l'atmosphère est fortement électrique, dans la crainte fort légitime d'une asphyxie mortelle, accident terrible qui n'est pas sans exemple au Mont-Dore. (Voyez page 21).

Toutes les sources réunies fournissent environ 1000 à 1100 pieds cubes d'eau dans l'espace de 24 heures, ce qui permettrait d'y administrer de 7 à 800 bains par jour.

L'établissement thermal du Mont-Dore est très remarquable; il renferme la source de la Grotte ou de César, la source Caroline et celle du Pavillon ou du Grand-Bain, lesquelles servent à alimenter 25 cabinets de bains, outre les douches, et des piscines.

Ces eaux ne peuvent être transportées au loin, car elles se décomposent bientôt par l'agitation.

Voici de quels principes M. Bertrand a prouvé l'existence dans les eaux du Mont-Dore :

		Grammes.
Acide carbonique pur	. . . .	0,133
Carbonate de soude	. . . . .	0,409
Muriate —	. . . . .	0,300
Sulfate —	. . . . .	0,102

indépendamment d'un peu de silice, d'alumine, de fer, et de faibles quantités de carbonates de chaux et de magnésie.

Les eaux du Mont-Dore portent à la peau, remuent le cœur, augmentent et accélèrent les sécrétions, ravivent d'anciennes éruptions ou en suscitent de nouvelles ; et c'est ainsi qu'elles ont plusieurs fois divulgué l'existence d'affections vénériennes dont les malades se croyaient guéris, ou que le médecin ne soupçonnait pas.

On en prescrit l'usage dans les maladies chroniques de l'estomac, dans les anciens rhumatismes, et aussi dans les maladies de poitrine commençantes, particulièrement lorsqu'il y a un peu d'oppression sans pléthore. La source de *la Madeleine* est spécialement affectée à ce dernier usage. — M. Bertrand les conseille dans certaines maladies passives du cœur.

Elles ne conviennent ni aux scrophuleux ni aux goutteux, et elles seraient funestes aux personnes atteintes d'anévrysmes, de palpitations, de crachements de sang, funestes aux phthisiques très avancés, de même qu'aux individus qui auraient déjà éprouvé des attaques d'apoplexie. Les personnes très sanguines doivent s'interdire les eaux du Mont-Dore.

Ces eaux sont employées en bains, en douches, en boisson. On n'en boit guère que deux ou trois verres chaque matin ; encore a-t-on soin, tant l'action en est vive, de les couper avec quelques breuvages doux, tels que le lait et différentes tisanes. — Si l'on usait de ces eaux à doses trop élevées, il pourrait en résulter des gonflements, des maux de tête, une sorte d'ivresse, des dérangements dans les fonctions du ventre, et des irritations diverses.

Quant aux bains, ils sont tellement exci_

tants, principalement ceux du *Pavillon*, qu'il serait souvent dangereux d'y séjourner beaucoup plus de 4 à 5 minutes. On a d'ailleurs le soin, presque toujours, de les tempérer et de les adoucir avec de l'eau moins chaude et moins saturée de principes salins, conditions que remplissent convenablement les eaux de la source Sainte-Marguerite. — Quelquefois même on se prépare pour prendre de pareils bains; on s'affaiblit, soit en observant une diète végétale, soit en se purgeant ou se faisant saigner. — Les femmes doivent interrompre ici l'usage des eaux à l'époque des mois : sinon, les pertes seraient à craindre.

Le traitement thermal dure rarement au Mont-Dore au-delà de 15 à 25 jours; et l'effet des eaux ne se manifeste quelquefois qu'après le départ des malades.

La saison commence le 15 juin, et finit le 15 octobre.

Le séjour du Mont-Dore est fort triste; mais les routes sont belles et les promenades variées; la société de ce lieu est distinguée. Quant à la direction de l'établissement, elle est hors de comparaison : l'inspecteur, M. Bertrand, est un homme d'un vrai mérite, dont le caractère est plein de fermeté, et parfaitement indépendant. Je ne connais aucun médecin en France dont la position soit plus enviable.

On se promène beaucoup au Mont-Dore, mais constamment d'après l'avis de l'inspecteur, toujours habile à prévoir les variations de l'atmosphère et les orages..... « La hauteur du baromètre, la direction des vents, mais surtout l'aspect du *Capucin* (montagne située tout près du Mont-Dore), font connaître à M. Bertrand quelle sera la journée, et quelles vicissitudes éprouvera l'atmosphère ; et lorsqu'il prévoit des brouillards ou des orages, il interdit aux malades, avec autant d'autorité que de sagesse, toute course dans les montagnes : car il sait qu'une averse, aussi bien qu'une humidité brumeuse, pourrait devenir mortelle en des personnes dont la peau a été vivement excitée par l'effet des bains. »

Remarque. — On a observé que les eaux du Mont-Dore, bien qu'elles accélèrent sensiblement les battements du cœur et du pouls, paraissent néanmoins ralentir les progrès des tubercules des poumons, et qu'elles arrêtent parfois tout-à-coup l'espèce de crachement de sang qui désigne la présence de ces mêmes tubercules. On a fait la même remarque dans plusieurs établissements des Pyrénées; et pourtant les eaux de ces dernières contrées diffèrent essentiellement des eaux du Mont-Dore.

J'en inférerais volontiers que ce bien-être presque subit des poumons provient de l'irritation de la peau. Or, cet afflux du sang vers la surface du eorps, je n'hésite point à l'attribuer 1° à l'action directe et très excitante des bains minéraux, 2° à la plus grande légèreté de l'atmosphère sur les hautes montagnes. En un mot, je vois là le double effet des sinapismes et des ventouses.

—

EAUX DE PYRMONT.

—

Les eaux de Pyrmont ou Neustadt-Pyrmont sont gazeuses et salées comme celles de Spa ou de Châteldon ; claires, quoique mousseuses, comme celles de Saint-Nectaire. La ville de Pyrmont-sur-l'Emmer est la capitale de la principauté de Waldeck.

Ces eaux renferment par livre de véhicule aqueux environ 27 grains de sels, notamment du bi-carbonate de soude, des sulfates de soude et de magnésie, du carbonate de fer (un grain par livre), du carbonate de chaux, du muriate de soude, du gaz acide carbonique (environ 15 grains par livre), etc. — Le chimiste Bergmann, si célèbre à tant de titres, doit être mis à la tête de ceux qui ont étudié la composition des eaux de Pyrmont.

On a fait usage de ces eaux presque froides dans des conjonctures fort diverses; mais nous devons avertir qu'elles conviennent principalement, ainsi que celles de Spa, dans les grandes faiblesses, dans les maux chroniques de l'estomac et du foie, dans les gastralgies et la jaunisse sans fièvre, dans l'hypocondrie sans inflammation, ainsi que dans quelques maladies nerveuses. Une des sources a beaucoup de réputation pour les maux d'yeux.

Comme ces eaux sont très toniques et fort excitantes, beaucoup de personnes se font saigner ou se purgent et jeûnent avant d'en faire usage. Il en est même qui préludent au traitement par un vomitif, dernière coutume qu'on peut classer, sans être taxé de prévention, parmi les préjugés nuisibles.—On prend ces eaux le matin, dans les plus beaux mois de l'année, et seulement quand la température est douce. On a soin d'augmenter la dose successivement depuis un verre jusqu'à 5 ou 6 verres, avec la précaution, également utile pour toute eau minérale, de mettre un quart d'heure d'intervalle d'un gobelet à l'autre.

Cette eau se prend de diverses manières : pure ou coupée avec le vin, avec le lait, avec le café, ou édulcorée avec du sirop d'orange ou de vinaigre framboisé, etc. Une promenade modérée, n'allant point jusqu'à la fatigue, favorise la digestion des eaux, ainsi que leur effet médicinal.

On compte sept ou huit sources distinctes à Pyrmont: toutes sont gazeuses, salées, aigrelettes et transparentes à divers degrés. On se borne presque toujours à boire de ces eaux minérales; on en fait peu d'usage en bains. Une des sources est extrêmement bruyante et gazeuse (le Brodelbrunn); c'est à peu près la seule source où l'on prenne des bains.

Les eaux de Pyrmont coulent dans une charmante vallée, à l'ouest du Weser. Peu d'eaux ont joui d'une vogue aussi grande :

on y a vu, dit-on, simultanément, jusqu'à dix mille personnes, qu'on se vit contraint de camper *sub cœlo*, comme une armée, faute de maisons assez nombreuses pour donner asyle à tant d'étrangers, malades et curieux. Pareillement, l'affluence fut excessive après la guerre de trente ans. On attribuait alors à ces eaux des vertus universelles : les aveugles en espéraient la lumière, les paralytiques le mouvement, et d'autres y venaient croyant y rajeunir.

L'édifice principal est de forme octogone; il est décoré d'une coupole élégante. Les promenades d'alentour sont d'une beauté remarquable, principalement la *Grande-Allée*, qu'on nomme aussi l'*allée des Tilleuls*. C'est là, dans les beaux jours, que la société de Pyrmont se donne rendez-vous avant et après le dîner : c'est comme une sorte de Petite-Provence, souvent plus brillante que celle des Tuileries. De riches boutiques sont rangées des deux côtés, à la manière du Palais-Royal de Paris.

A Pyrmont, comme à Carlsbad, se rassemblent à la fois tous les genres de délassement, tous les plaisirs graves et frivoles. Un orchestre composé d'excellents musiciens fait entendre dès le matin, dans le voisinage des sources, des accords délicieux. — Une des promenades de Pyrmont est ornée d'une statue colossale d'Esculape. Cependant Esculape n'est pas la seule divinité qu'on y fête.

Sans doute ce n'est pas sans partialité que quelques personnes considèrent cet établissement d'eaux minérales comme le premier de l'Allemagne.

Autrefois rien n'était plus désiré qu'un voyage aux eaux de Pyrmont. Une riche héritière se réservait presque toujours, par clause expresse insérée au contrat de mariage, d'être conduite *au moins une fois* à ces eaux, alors si célèbres par leur affluence et leurs plaisirs. — On exporte par au environ trois mille bouteilles de l'eau de Pyrmont, payant par bouteille près de trois sous de droits de sortie.

EAUX DE SAINT-NECTAIRE.

Les eaux de Saint-Nectaire sont, après celles de Vichy, les plus salines des eaux mousseuses.

MM. Boulay (Henri), Delens et Felix Boudet ont trouvé qu'elles étaient composées de la manière suivante :

Acide carbonique (trois fois le volume de l'eau, ce qui est beaucoup);
Sulfate et muriate de soude;
Bi-carbonate de soude (en notable quantité);
Bi-carbonate de magnésie;
Quelques traces d'alumine et d'oxide de fer;
Matière glaireuse, analogue à celle de Plombières et de Néris.

Elles ont la couleur du petit-lait clarifié, et sentent l'hydrogène sulfuré au moment où on les puise à la source.

On les emploie plus fréquemment à l'extérieur qu'à l'intérieur, et jamais à la dose de plus de 3 à 5 verres quant à ce dernier mode d'administration.

En douches, en bains, ces eaux conviennent dans la paralysie, dans les rhumatismes, dans quelques catarrhes. En boisson, au contraire, elles sont destinées à combattre la gravelle, les affections urinaires, et les maladies nerveuses de l'estomac. (Voyez *Vichy* et *Pougues*.)

Les principales sources de Saint-Nectaire sont au nombre de 7 ou 8, dont la température ne dépasse pas 31 degrés R., et ne descend pas au-dessous de 20 degrés. — Elles dégagent de si grandes quantités d'acide carbonique dans les temps d'orage, qu'il n'est pas alors sans danger de séjourner longtemps dans les cabinets ou près des sources : on pourrait se trouver asphyxié.

Malheureusement Saint-Nectaire est trop près de M. Bertrand; le Mont-Dore n'est qu'à deux lieues. Il serait à désirer que les eaux dont nous parlons se trouvassent en Normandie ou en Bretagne, contrées qui, à deux ou trois exceptions près, n'en ont presque d'aucune espèce.

Les eaux de Saint-Nectaire seraient surtout précieuses dans celles de nos provinces où l'on observe le plus fréquemment des calculs urinaires et des pierres vésicales. Ce serait un excellent moyen pour calmer d'excessives douleurs, comme pour rendre moins fréquentes les opérations de la taille et de la *lithotritie*, cette nouvelle opération que la France compte au nombre de ses plus belles découvertes, et qui, dans la suite des âges, honorera plus le XIXe siècle que toutes ces batailles et ces révolutions qui en ont attristé les commencements.

EAUX DE SULTZMATT.

Sultzmatt est un village du département du Haut-Rhin, et dépendant aujourd'hui de la Prusse-Rhénane. Il est à 6 lieues de Colmar, et le mont Heidemberg en est voisin. C'est précisément du pied de cette montagne que jaillissent les sources suivantes, toutes froides, limpides et acidules.—1° La *Source acide*, qui est la plus gazeuse : il est facile d'en transporter l'eau. 2° La *Fontaine sulfureuse*, qui ne contient pas un atome de soufre ; mais qui devient quelquefois fétide. C'est cette dernière source qui, chauffée, sert aux bains, aux lotions, et qui est employée dans quelques maladies de la peau. 3° La *Source purgative*, laquelle ne mérite son nom que lorsqu'on y met fondre des sels purgatifs. 4° La *Source de cuivre*, la plus piquante, la plus aigrelette des six. 5° La *Source d'argent*, et 6° la *Source d'or*, les deux sources les plus pauvres et les plus insignifiantes de Sultzmatt. — Toutes les sources paraissent composées à peu près également de différents carbonates alcalins, de sulfate de chaux, de gaz acide carbonique, etc. On n'y découvre aucune trace de fer. — Schenck, Guérin et Méglin les ont fructueusement employées dans l'hypocondrie, dans l'hystérie, la gastralgie, les engorgements du foie, etc.

L'eau de Sultzmatt, de même que celle du Bussang et de Contrexeville, est fort utile dans les maladies calculeuses. Je regrette de ne pouvoir citer à ce sujet les faits si curieux et si probants que m'a communiqués le docteur Amussat, lui que je sais observateur véridique autant qu'habile opérateur.

—

EAU DE BUSSANG.

Bussang est un petit village du département des Vosges. Il est situé à 10 ou 11 lieues de Plombières, à 8 lieues de Remiremont, et environ à 7 ou 8 lieues de Bourbonne-les-Bains.

L'eau de Bussang jaillit de 5 sources différentes : elle est limpide, froide, petillante, d'un goût piquant et aigrelet, et est un peu astringente. Elle contient une quantité notable de gaz acide carbonique, du bi-carbonate de soude, et un peu de fer à l'état de carbonate.

Cette eau est d'une saveur presque aussi agréable que l'eau de Seltz; on l'emploie à peu près dans les mêmes circonstances. Cette analogie avec une eau justement célèbre nuira toujours à sa vogue. On la prescrit principalement contre la gravelle, dans les dérangements de digestion, et contre la leucorrhée. On dit qu'elle dissout les petits calculs d'acide urique qu'on y laisse immerger huit à dix jours, et qu'elle blanchit les dents en détruisant le tartre qui les couvre. — On se rend peu à Bussang, qui est un lieu tout sauvage; l'eau d'ailleurs n'est utilisée qu'en boisson, et elle peut aisément être transportée sans détérioration notable.

Mad. Abadie, veuve du médecin militaire de ce nom, tient à Paris un dépôt de ces eaux naturelles, qu'elle a soin, grâce au concours zélé de l'inspecteur de Bussang, M. Chevillet, de renouveler tous les huit à dix jours. On les prend d'abord à la dose de 2 à 3 verres; dose que l'on peut élever ensuite jusqu'à 6 ou 8 verres.

Ce qui prouve pour les qualités de l'eau de Bussang, c'est l'usage qu'en font assez souvent les baigneurs de Plombières, ceux de Bains et de Bourbonne. Là on les prend dans le bain, aux repas, et dans l'intervalle.

EAU DE SELTZ.

Le bourg près duquel jaillit l'eau gazeuse de Seltz ou Seltzer fait partie du duché de Nassau. Il ne faut point le confondre avec un autre *Seltz*, petite ville d'Alsace située à 10 lieues N. de Strasbourg, au confluent de la rivière *la Seltzbach* et du Rhin, qui au reste a aussi des sources mousseuses et salées, mais moins célèbres que celles de Seltz-Nassau. — Ce dernier est situé dans la jolie vallée de l'Ems, à 126 lieues de Paris, 11 de Coblentz, 3 de Limbourg, et à 10 lieues N. de Mayence, sur la grande route qui de Francfort conduit à Cologne.

L'eau de Seltz, l'une des plus célèbres et sans contredit la plus usitée de l'Europe, est froide et limpide, d'une saveur piquante, aigrelette et salée, mais sans odeur. La source jaillit à 300 pas du bourg Nieder-Seltzer; elle est médiocrement abondante, toujours couverte de bulles gazeuses, et déposant un sédiment jaunâtre. Ce liquide petille et fume, et il flatte le palais à la manière du vin de Champagne mousseux. L'eau de Seltz renferme des carbonates de soude, de chaux et de magnésie, du sulfate de soude, un peu de fer et de silice, presque un grain par once de sel de cuisine, et beaucoup d'acide carbonique. Fréd. Hoffmann, Zimmermann et M. le docteur François en ont vanté les vertus. Elle est digestive et diurétique, et sert à désaltérer dans les temps chauds. Elle excite salutairement l'estomac, rend l'appétit plus vif et les digestions plus faciles et plus promptes. On la prescrit aux personnes hypocondres, et à celles en qui l'oisiveté ou des habitudes trop sédentaires éteignent ou émoussent l'appétit. Elle convient dans la gravelle, et a souvent fait rendre des graviers; elle calme les maux de cœur, apaise les vomissements nerveux, remédie aux aigreurs, et aux tiraillements nerveux de l'estomac. Chacun a pu en observer les miraculeux effets durant le choléra de 1832. — On peut la prendre pure ou édulcorée avec des sirops acides, ou mêlée à du vin, à des tisanes, et même à du lait de chèvre ou d'ânesse, selon l'objet qu'on se propose. Il n'est pas rare de voir des buveurs d'eau de Seltz s'enivrer jusqu'à perdre la tramontane et presque la raison. — Si l'eau de Seltz artificielle ne renferme pas exactement tous les principes de celle qui jaillit de la source, au moins est-il vrai de dire que l'art possède des moyens de rendre l'eau fabriquée plus gazeuse et plus agréable que l'eau naturelle. Il en existe au reste de plusieurs degrés, et la perfection des unes et des autres dépend du degré de pression qu'on a fait subir au mélange de gaz et d'eau. Assurément l'eau de Seltz est un sujet de triomphe pour la chimie; mais la plupart des autres eaux minérales perdent beaucoup à être imitées, à commencer même par l'eau de Vichy.

Il est assez difficile de verser l'eau de Seltz lorsqu'elle est très gazeuse, sans dissiper une partie du gaz qu'elle recèle. On obvie à cet inconvénient au moyen d'un tube conique

que l'on enfonce à travers le bouchon encore ficelé de chaque bouteille, tube qu'un robinet peut ouvrir ou fermer à volonté. A l'aide de ce petit instrument simple et peu coûteux, on peut conserver à l'eau, jusqu'à la derniere goutte, tout le gaz dont elle est primitivement imprégnée.

P. S. Nous avons dit que l'eau de Seltz, comme celle de Vichy, convient dans la gravelle et dans les affections calculeuses de la vessie et des reins. Il faut même remarquer que le soulagement des calculeux est alors si subit, que souvent ils cessent au bout de quelques jours de boire de ces eaux gazeuses, croyant à tort que leur pierre est déjà *dissoute*. Cette prompte suspension des douleurs paraît due à ce qu'il se forme à la surface du calcul, aussitôt qu'on emploie ces breuvages gazeux, une sorte d'urate alcalin, sel soyeux dont le contact est onctueux et glissant à peu près comme le *talc* ou la craie de Briançon, que les bottiers pulvérisent pour en saupoudrer l'intérieur des bottes neuves et étroites.

EAUX DE SPA.

—

Une personne du département de la Corrèze m'écrivait le printemps dernier :

« . . . . . J'éprouve depuis long-temps une maladie cruelle que mon médecin qualifie d'*irritation nerveuse de l'estomac et des intestins*. Je n'ai que trente-six ans : il y en a vingt que je suis tourmenté par des migraines et des indigestions. D'une constitution naturellement fort délicate, tous mes désirs sont des tortures, car tout ce que j'aime me fait souffrir, soit que j'en use, soit que je m'en prive. — Jeune, j'ai abusé du café jusqu'à l'insomnie, jusqu'à l'ivresse ; puis du lait jusqu'à l'anéantissement. Les sangsues se sont tellement abreuvées de mon sang, qu'aujourd'hui il m'est quasi impossible de marcher sans soutien, et fort pénible de penser ou de digérer. J'ai fait usage de la graine de moutarde, et j'aurais tort de m'en plaindre : je suis convaincu de sa parfaite innocence. La méthode homœopathique ne m'a non plus fait aucun mal; si elle n'a pu tarir mes douleurs, au moins m'en a-t-elle momentanément distrait. Que faire donc ? car, si j'ai perdu mes forces et le sommeil, je n'en conserve pas moins l'espoir d'une santé meilleure et le goût de la vie.....

« Ce qui m'afflige par-dessus tout, c'est qu'on paraisse douter que je souffre réellement. Cependant je souffre, et d'autant plus que ma grande faiblesse me rend plus sensible, outre que l'inaction à laquelle je suis condamné me permet d'apprécier mes douleurs une à une. Tout pâle et chétif que je suis, je m'indigne qu'on s'obstine à ne voir en moi qu'un *malade imaginaire*. Il est bien vrai que personne ne sait quels maux j'éprouve; mais moi, ils me tourmentent et me désolent..... Peut-être existe-t-il des distractions qui me seraient salutaires : de grâce, enseignez-m'en ! On m'a parlé des eaux de la Roche-Posay, des eaux de Plombières et des Eaux-Bonnes : qu'en pensez-vous ? »

Ce malade, je l'avais connu autrefois ; je savais son tempérament, ses goûts, ses soucis ; je connaissais ses défauts, ses sollicitudes. Si je n'avais voulu que lui complaire, je lui aurais dit : « Vite, venez à Paris ; baignez-vous à Tivoli, et courez le soir à l'Opéra : reprenez vos habitudes de jeune homme ! » Mais ses maux, loin d'être adoucis, eussent été de la sorte aggravés. Je n'ignorais pas que Paris en était la première cause..... Cette considération dut modifier les conseils que je lui destinais. — Voici donc ce que je lui dis :

« Oui, les eaux minérales vous conviennent ! mais les eaux de la Roche-Posay sont trop faibles : laissez-en l'usage aux désœuvrés de Poitiers et de Châtellerault. — Celles de Plombières ne sont réellement propices qu'aux paralytiques et aux rhumatisants :

vous irez là quand vous serez vieux. — Quant aux Eaux-Bonnes, elles sont souverainement efficaces pour les poitrines délicates, pour certains phthisiques ; mais vous, qui avez le ventre malade, qui êtes faible et trop susceptible, allez à Spa : vous y trouverez guérison.

« — Mais Spa, dites-vous, est à 75 lieues de Paris. — Tant mieux; le voyage vous distraira..... Toutefois je vous dois une courte description des lieux où je vous propose d'émigrer.

« La ville de Spa est belle à voir, bien bâtie ; elle abonde en édifices curieux ou magnifiques. Située au pied d'une montagne escarpée, qui l'abrite contre les vents du nord, elle est comme enclavée dans l'immense forêt des Ardennes. Sans ses eaux, Spa ne serait qu'une obscure et triste bourgade que le beau monde délaisserait : car le sol de cette contrée est d'une stérilité affligeante. Mais telle est la célébrité des sources qu'on y rencontre, qu'à cause d'elles et par elles toutes les jouissances de la vie se sont comme acclimatées et concentrées dans leur voisinage. Là se trouve réuni tout ce que les capitales ont de commode, tout ce qu'elles ont d'élégant, de confortable et de somptueux.

Là viennent tous les ans, exacts au rendez-vous
Des vieillards énervés, un jeune essaim de fous.

Spectacles, redoutes, wauxhall, jeux publics, fêtes sans fin, liberté pour s'isoler comme pour se produire, tout est à Spa de même qu'à Paris ou à Naples. La maison Levoz réunit à elle seule les prodigues fantaisies du Palais-Royal..... On y trouve même de l'eau très pure pour les usages domestiques, circonstance qui est assez rare, je dois vous le dire, au voisinage des eaux minérales.

La ville de Spa fait partie des Pays-Bas; elle est à 7 lieues de Liége et à 10 lieues d'Aix-la-Chapelle; elle était comprise dans ce qu'on nommait autrefois le département de l'Ourthe; de belles routes rendent l'accès de Spa facile.

Quant aux eaux minérales, elles sont gazeuses, ferrugineuses et salées, et participent à la fois de celles de Forges et de Vichy. Elles renferment du gaz acide carbonique, dont la proportion varie selon la source; elles renferment aussi des carbonates de fer, de soude, de chaux, d'alumine et de magnésie, du muriate et du sulfate de soude, de même que de la silice, quoi qu'en dise le célèbre Bergmann. Elles sont limpides, pétillantes, couvertes de bulles de gaz carbonique, et souvent aussi d'une pellicule irisée. La saveur en est ou aigrelette ou astringente, et plusieurs des sources ont une odeur fétide, la *Géronstère*, par exemple : les longues pluies altèrent ces eaux, qui deviennent alors insipides, et dissipent une grande partie de leur gaz; mais, en revanche, elles contiennent alors beaucoup plus de silice et plus de carbonate de chaux.

On se baigne peu à Spa ; on se contente de boire les eaux à la source, et chaque espèce de tempérament a une source appropriée à sa nature. Voici au reste quelles sont les principales.

Le *Pouhon* ou *Puits-Carré*, est la seule des fontaines de Spa qui occupe l'enceinte de la ville. Ce n'est pas la source la plus gazeuse de ce lieu, mais c'en est la plus saturée de principes salins, la plus ferrugineuse. Elle est froide comme les autres sources (8° R.), et ne convient qu'aux constitutions robustes, aux personnes peu susceptibles, et néanmoins peu sanguines. Les eaux du Pouhon sont les seules qui, de Spa, puissent se transporter au loin sans détérioration sensible.

La *Géronstère* ou le *Puits-Rond*, à environ une lieue de Spa, est moins saturée de sels, et encore moins gazeuse que la précédente, mais froide ainsi qu'elle ; l'odeur en est fétide. On la prescrit aux constitutions affaiblies, aux estomacs délicats. — En boisson et en lavements, elle a souvent tué des vers lombrics, des ascarides et des ténias. C'est, après le Pouhon la source la plus célèbre de Spa.

La *Sauvenière*, située à une petite lieue de Spa, sur le flanc de la montagne, tout près d'un petit bois, est peu saturée de sels, peu ferrugineuse, mais presque aussi gazeuse que le Pouhon. L'eau de la Sauvenière convient surtout aux femmes : elle excite la menstruation, tarit les leucorrhées, produit une sorte de quiétude et de bien-être ; et puis elle est isolée de la ville et voisine d'un bois, toutes circonstances qui expliquent la réputation dont elle jouit contre la stérilité. Les gens superstitieux assurent qu'elle n'a tout son effet qu'autant que les dames malades appuient leur talon, pendant qu'elles boivent, dans une petite fosse surnommée le *Pied-de-Saint-Remacle*.—Cette source passe aussi pour un excellent préservatif contre les fausses-couches.

La *Groesbeck* diffère peu des deux sources précédentes; toutefois elle contient moins de fer et plus de gaz que la Sauvenière.—Maladies du foie et de l'estomac, telles sont les principales conjonctures où l'on en prescrit l'usage.

Enfin les deux *Tonnelets*, dont l'eau est aigrelette, piquante, et comme vineuse. Ce sont les sources les plus gazeuses de Spa. On préfère l'eau des Tonnelets comme boisson de table ; on la boit pure, ou mêlée au vin, ou édulcorée avec divers sirops. Elle excite l'appétit, accélère la digestion et dispose à la gaîté. Elle convient aux hypocondriaques et aux convalescents, de même qu'aux jeunes gens énervés par des excès. — Toutes ces eaux prises avec profusion ont souvent produit l'ivresse, et quelquefois le priapisme, principalement chez des personnes jeunes et sanguines.

Les eaux de Spa doivent être prescrites dans l'épuisement, quelle qu'en soit la cause; dans les engorgements intérieurs et les flux chroniques, et aussi contre les vers et contre la pierre et la gravelle. Mais elles seraient dangereuses dans la phthisie, dans l'épilepsie, aussi bien que dans tout état de fièvre, d'inflammation, de cancer ou de pléthore.

On pourrait se baigner à l'établissement placé près des *Tonnelets*, mais presque toujours on ne se baigne qu'après avoir quitté Spa, soit à Aix-la-Chapelle, soit à *Fontaine-Chaude*, aux environs de Liége.

La saison ouvre le 15 mai et finit le 15 octobre : la durée du séjour varie depuis quarante jusqu'à soixante jours.... »

Quatre mois après, le malade en question me disait : « Vous aviez raison ; Spa m'a en-« chanté, et presque guéri. »

—

Les principaux auteurs qui ont écrit sur Spa sont : Limbourg (en 1756), Wolff, (*Guide des curieux qui visitent Spa*) ; Turner (*Amusements de Spa*, 1740) ; Van-Helmont, Bergmann, Henricus-ab-Heers, et E. G. Jones (1816).

—

EAUX MINÉRALES GAZEUSES

DE SECOND ORDRE.

Les eaux *gazeuses* ou *acidules*, qui ont aussi reçu les noms de *mousseuses*, de *spiritueuses*, de *carboniques*, etc., sont assez communes dans toutes les contrées, mais surtout en Auvergne, dans les environs de Clermont et du Mont-Dore. Nous n'avons point parlé dans le chapitre précédent et nous ne mentionnerons point dans celui-ci les eaux minérales acidules qui sont en même temps sulfureuses, comme celles d'Audinac ou d'Aix-la-Chapelle, ni celles où le fer prédomine manifesment sur le gaz acide carbonique, comme les eaux de Forges ou de Passy.

Les eaux que nous décrivons sont gazeuses, plus ou moins petillantes et aigrelettes ;

elles offrent des bulles de gaz à leur surface, et comme un bouillonnement perpétuel, qui devient plus fort chaque fois qu'il fait orage. Chaudes ou froides, elles perdent le gaz qui les imprègne, et avec lui toutes leurs qualités distinctives, aussitôt qu'on les expose à une chaleur même légère.

Elles rougissent la teinture de tournesol, et elles se troublent, puis déposent un précipité blanc, dès qu'on leur a mêlé de l'eau de chaux. Outre le gaz carbonique, auquel les eaux mousseuses doivent leurs principales propriétés, ces eaux contiennent ordinairement des carbonates alcalins, du bi-carbonate de soude, du sel marin, assez souvent du carbonate ou du sulfate de fer : ce qui prouve, pour le dire en passant, combien la pente est glissante entre ces eaux et les ferrugineuses proprement dites.

Les eaux mousseuses ou acidules conviennent toutes les fois qu'il n'y a ni beaucoup de fièvre ni inflammation flagrante. Elles servent à composer des boissons rafraîchissantes et agréables ; elles excellent à calmer la soif. On les prescrit dans les fièvres bilieuses légères, dans les fièvres malignes et putrides où la faiblesse prédomine. On les conseille aussi dans les maladies nerveuses, dans l'hypocondrie, dans les engorgements des viscères, et dans les cas où l'action de l'estomac paraît languissante. On les prend tantôt pures, tantôt coupées avec le petit-lait ou des tisanes.

Presque toujours on n'en fait usage qu'en boisson ; cependant celles qui sont thermales sont administrées en même temps sous forme de bains et de douches ; celles de Vichy sont dans ce cas.

On boit ordinairement de quatre à seize verres par jour de ces eaux minérales, et l'on a soin de les prendre à la source même, afin qu'elles soient amplement imprégnées de leur gaz. Si pourtant elles causaient de l'irritation, des maux de tête, de l'oppression, de la fièvre ou de l'ivresse, il serait prudent alors d'en laisser dégager préalablement une portion du gaz carbonique.—Elles déterminent quelquefois des congestions cérébrales, à la manière du vin de Champagne.

Elles sont faciles à transporter. L'essentiel est de les puiser de grand matin aux sources, de les bien boucher, et de les voiturer la nuit, ou pendant les temps froids de l'année.

Je n'entre dans tous ces détails qu'afin d'éviter des répétitions à l'occasion de chacune des sources minérales suivantes.

Alfter ou Roesdorf. — Cette source est située dans le comté de Salm, à 2 lieues de Bonn et 5 lieues de Cologne. Elle a été analysée par notre célèbre Vauquelin, qui l'a trouvée composée de muriate et de sulfate de soude, d'un peu de fer carbonaté, de différents carbonates alcalins, et d'acide carbonique en volume égal à celui de l'eau. On observe que les habitants du voisinage ont une santé merveilleuse. M. Vauquelin me disait un jour : « S'il n'existait d'eaux minérales ni à

Vichy, ni au Mont-Dore, ni à Seltz, ni à Carlsbad, ni à Spa, la source froide et mousseuse d'Alfter ferait peut-être parler d'elle.»

Bar (en Auvergne). — A 9 lieues de Clermont-Ferrand, dans le département du Puy-de-Dôme, dans le village de Bar, il existe plusieurs sources froides et peu gazeuses, qui participent des qualités des eaux de cette contrée. Monnet, qui les a analysées, assure qu'elles ont quelquefois coupé des fièvres intermittentes que le kina seul n'avait pu faire céder.

Besse. — Dans le Puy-de-Dôme également, et à 2 lieues des sources célèbres du Mont-Dore, on trouve les sources gazeuses, acidules et un peu ferrugineuses, de Besse. Quant aux propriétés et aux vertus médicinales, voyez *Vichy* ou *Châteldon*.

Boulou (Pyrénées Orientales). — Les sources gazeuses, acidules, salées et ferrugineuses du Boulou, sont situées à gauche de la route qui conduit en Espagne par le Pertuis, le long d'un ravin qu'on nomme

Correg de San-Marti, au pied de la *Picatelle*, tout près d'une habitation appelée dans le pays *Mas d'en Batiste*. Ces eaux contiennent plus de 60 pouces de gaz acide carbonique par 100 pouces d'eau. Les eaux du Boulou ressemblent à celles de *Spa*, et même elles sont plus riches en carbonate de soude (Anglada).

CAMARÉS (Aveyron).— Les deux sources froides et acidules de Camarés jaillissent du côté nord-est d'une montagne dont les sources thermales de Sylvanés occupent le côté sud-ouest. M. Bérard de Montpellier a trouvé dans ces eaux du gaz acide carbonique libre, du bi-carbonate de soude, du carbonate de fer, etc.; et le docteur Caucanas les dit efficaces dans les mêmes occurrences où l'on a coutume de conseiller les eaux de Vichy : dans les maladies des reins, du foie, de l'estomac et de la vessie : M. Auzouy les a aussi préconisées. Les baigneurs de Sylvanés viennent souvent boire aux sources de Camarés. Ce dernier et très petit village, qui porte aussi le nom d'*Andabre*, est situé, comme Sylvanés, dans l'arrondissement de Saint-Affrique. — M. Richard - Desruez, ancien préparateur de chimie à la faculté de médecine, tient un dépôt des eaux de Camarés.

Cap-Vern (Hautes - Pyrénées). — La source de Cap-Vern (*Tête verte*), qui est assez aboudante pour alimenter cent bains, est située tout près du hameau de ce nom, à 3 grandes lieues de Tarbes. L'eau de cette source est acidule et gazeuse ; elle marque environ 20 degrés au thermomètre de Réaumur, la température de l'air étant de 10 degrés. L'édifice des bains est assez beau : il renferme quatorze baignoires en marbre et des douches. On est malheureusement forcé de chauffer l'eau. Les sels de magnésie qu'elle contient la rendent souvent laxative, vertu précieuse et rare dans les eaux minérales de France. L'inspecteur de Cap - Vern, M. Lacrampe, qui sans doute est parent du savant de ce nom à qui nous devons d'utiles mémoires sur les nerfs, conseille ces eaux dans les engorgements d'entrailles, de même que pour faire fluer les hémorrhoïdes et les règles..... Cette eau a peu de vogue.

CHATEAUNEUF (Puy-de-Dôme, en Auvergne). — Les cinq sources de Châteauneuf sont peu fréquentées. Cependant elles sont composées à peu près comme les autres eaux acidules; outre qu'elles sont chaudes, les unes à 31°R, d'autres à 24 degrés. Le médecin de là les conseille dans les rhumatismes chroniques, dans la goutte, avec faiblesse du corps et relâchement des tissus, dans les fistules, les leucorrhées. Ces eaux ont le malheur de se trouver dans le voisinage d'eaux plus connues qu'administrent des médecins fameux. Châteauneuf n'est qu'à 4 lieues de Riom et 7 lieues de Clermont-Ferrand — Les principales fontainesde ce lieu sont le -*Grand-Bain*, le *Petit-Rocher*, le *Bain-Tempéré*, etc. On divise les eaux de Châteauneuf en celles du *Bordas* et celles des *Méritis*.

CHATELDON (Puy-de-Dôme.) — Les eaux de Châteldon, quoique froides, ont pourtant quelque réputation. Elles sont composées de bi-carbonates de soude et de magnésie, de gaz acide carbonique, de muriate de soude et d'une petite quantité de carbonate de fer. On peut prendre l'eau de Châteldon à la dose de plusieurs litres par jour, de 15 à 18 verres, par exemple. — Le bourg de Châteldon est situé à 4 lieues de Vichy, 22 lieues de Lyon, 8 de Clermont. Les sources minérales sont au nombre de deux : celle *des Vignes*, et celle de *la Montagne*.

Il n'y a jamais eu, près de ces sources, de medecin inspecteur nommé par le ministre.

Chatel-Guyon (Puy-de-Dôme). — Les quatre à cinq sources de Châtel-Guyon marquent environ 24 degrés R.; néanmoins il ne s'y prend pas de bains. Le chimiste Cadet, qui a analysé ces eaux, y a trouvé des principes analogues à ceux dont nous venons d'indiquer la présence dans l'eau de Châteldon. L'une des sources prend le nom d'*Asan*. — Le petit village de Châtel-Guyon n'est qu'à une lieue et demie de Riom. — A hautes doses, ces eaux sont purgatives.

CLERMONT-FERRAND. — Sources nombreuses, acidules et tièdes (20 R.). On ne fait guère usage que de l'eau de la *fontaine de Jaude*. Les propriétés des eaux minérales de Clermont-Ferrand sont analogues à celles des eaux de Châteldon. Voy. *Vichy*.

COLLIOURE (Pyrénées-Orientales). — La source de Collioure est à la fois gazeuse-acidule et ferrugineuse. On la nomme dans la contrée *Font d'En Galderic Germa* (nom sans doute du propriétaire). Cette eau est peu employée; elle est plus faible que celle de la *source de Sorède*, plus faible surtout que celle du *Boulou*. L'eau minérale de Collioure n'en vaut pas le vin.

CORNEILLA-DE-LA-RIVIÈRE (Pyrénées-Orientales). — 14° R. On appelle cette source dans le pays *Fontaine de Laverne*.

EMS (dans le duché de Nassau). — Les eaux d'Ems sont analogues à celles de Spa et de Vichy; on en fait usage dans les mêmes conjonctures. Elles sollicitent l'action trop languissante de l'estomac, et réveillent l'appétit. Ems est une charmante petite ville où les étrangers trouvent des plaisirs variés. Schwalbach est quelques lieues plus loin.

Err (Cerdagne), dans les Pyrénées-Orientales. — Cette source a quelque ressemblance avec celle de *Collioure*, elle est gazeuse et ferrugineuse comme elle; on la nomme *Font-d'Aram*. Sa réputation commence à grandir. (Anglada.)

Evaux (Creuse). — Petite ville située à environ 10 lieues de Guéret. On trouve là deux sources principales : 1° le *Puits de César* (46° R.), et 2° la *Petite source* (36° R.). — Je range ces eaux parmi les acidules gazeuses, parce qu'elles renferment du gaz acide carbonique, différents sels de soude, entre autres du bi-carbonate, ainsi que des carbonates de chaux et de magnésie; parce qu'en outre elles ont souvent soulagé des maux d'estomac, des coliques néphrétiques, de même que des rhumatismes chroniques. — On prend surtout des bains à Evaux.

Fachingen (Allemagne). — Voy. *Ems* et *Spa*.

Foncaude. — Fontaine froide et gazeuse, située près de Montpellier.

Fonfort (Allier). — Source acidule-gazeuze analogue à celle de Saint-Pardoux, dont elle est voisine.

Fontane (Cantal). — La source de ce nom se trouve dans la commune de Sainte-Marie-du-Cantal, et elle a les mêmes qualités et les mêmes vertus et usages que cette *source de Sainte-Marie.*

Forcéral (Pyrénées-Orientales), ou *Fort-Réal*, parce qu'il existe près de là les débris d'un ancien fort royal. — Cette source est située dans la commune de *Millas;* et c'est sous ce dernier nom que quelques auteurs la désignent. Elle porte dans l'endroit le nom de *Font de la Garrigue* (Voyez *Sorède*).

Foussanges (Gard). — La source de ce lieu est peu connue, bien qu'un médecin soit préposé à son inspection. Espérons que le docteur Dumeng montrera plus de zèle pour elle que son prédécesseur.

GEILNEAU. — Voy. *Ems.* Vertus et propriétés analogues.

LA CHALDETTE (Lozère). — Nous prions M. le docteur Boissonnade de nous transmettre quelques notes concernant cette source, près de laquelle a été créée, en 1829, une inspection nouvelle en faveur de ce médecin. M. de Martignac, alors ministre, s'intéressait vivement à nos richesses hydrologiques.

LAIFOUR (Ardennes). — Eaux acidules et ferrugineuses. Voyez *Spa.*

LA MAGDELEINE (Hérault). — Voy. *Châteldon* ou *Seltz.* — M. Anglada, qui a analysé cette eau avec M. de Saint-Pierre, a trouvé qu'elle renfermait, outre du gaz acide carbonique, de l'azote et de l'oxygène (1809).

LAMALOU (Hérault). — A 15 lieues de Montpellier. La source de Lamalou devient quelquefois sensiblement plus chaude en été; de 28° R. elle monte parfois jusqu'à 36 degrés. On prescrit cette eau en boisson et en bains. Voy. *Saint-Nectaire.* — Nous réclamons des renseignements de l'inspecteur, M. le docteur Saisset.

LANGEAC (dans la Haute-Loire, en Vélay). — A 7 lieues du Puy. Voy. *Spa*.

LA ROQUE (Pyrénées-Orientales). — La source de ce lieu est analogue à celle de Sorède, mais encore plus faible qu'elle. On la nomme dans le pays *Font de l'Aram* (Fontaine du cuivre), sans doute pour caractériser son genre de saveur toute métallique. — Peu usitée. — La Roque est à une lieue de Sorède. Voyez ci-après.

LECAPUS (Hérault). — Voy. *Bussang* ou *Pougues*.

LE SAIL DE CAUSAN (Loire). — A 5 lieues de Roanne. Eaux acidules froides, dont le docteur Rousset est l'inspecteur. — Les bergers éloignent soigneusement leurs vaches et leurs brebis de cette source, parce qu'ils ont remarqué que le lait devenait moins abondant chez ceux de ces animaux qui s'y étaient abreuvés. Le docteur Bonnefoy a conclu de cette observation que ces eaux seraient sagement prescrites contre les dépôts laiteux. — A vérifier.

Médague (Puy-de-Dôme). — Les eaux de Médague sont froides, acidules et ferrugineuses; les sources en sont intermittentes. Situées sur les bords de l'Allier, elles ne sont qu'à 4 lieues de Clermont-Ferrand. A doses élevées, ces eaux deviennent purgatives. — Voy. *Châtel-Guyon.*

Merlange (Seine-et-Marne), dans le voisinage de Montereau, entre Sens et Melun. Les eaux de Merlange sont légèrement acidules, et elles pourraient être employées dans la gravelle et contre les tiraillements nerveux d'estomac.

Montbrison (département de la Loire). — Eaux gazeuses froides. Il y a trois sources à Mont-Brison : celle des *Ladres*, la *Romaine*, et celle de la *Rivière*. Même composition et mêmes propriétés que l'eau de *Châteldon.*

Mont-Cornador (Puy-de-Dôme). — Cette eau est analogue à toutes celles que nous venons de mentionner. Une inspection a été créée là depuis peu de temps (1829) en faveur du docteur Vernière, homme capable, médecin de mérite, de qui nous réclamons quelques renseignements.

MONTNER (Pyrénées-Orientales). — On trouve là deux sources acidules ferrugineuses. L'une porte le nom de *Fou de la Lloube* (fontaine de la Louve); l'autre s'appelle *Fou de la Mène* (fontaine de la Mine). — Presque sans usage, au moins jusqu'à ce jour.

POUGUES.— Cette eau diffère peu de celle de Bussang; froide, claire, gazeuse et un peu acidule, comme elle, elle contient, outre du gaz acide carbonique et des carbonates de fer, de soude, de chaux et de magnésie, un peu de muriate de soude ou sel marin (Hassenfratz). Duclos et Geoffroy l'ont jadis analysée. — On la conseille dans les affections chroniques de l'estomac et du foie, dans la chlorose ou les pâles-couleurs, dans certaines jaunisses, et dans la pierre et la gravelle; plusieurs malades ont rendu des calculs durant leur séjour à Pougues. On ne se baigne point à cette source, c'est comme à celle de Bussang. On administre les eaux de Pougues comme celles de Spa, de Seltz et de Vichy : on en prend de trois à douze verres par jour. Elles supportent aisément le transport : Louis XIV, dans sa jeunesse, en fit usage au château de St-Germain-en-Laye.—Les eaux de Pougues ont été visitées tour à tour par Catherine de Médicis, par Henri III, par Henri IV, par Marie de Gonzague; par le prince de Conti, roi de Pologne, etc. Ce dernier prince y a fait planter ou embellir plusieurs promenades. Ces eaux furent très célèbres et très fréquentées au seizième siècle. — Le bourg de Pougues fait partie du département de la Nièvre ; il est situé sur la route de Paris à Lyon, à 54 lieues de Paris, à 3 lieues de Nevers et de La Charité, et juste au milieu de l'espace qui sépare ces deux villes. Le pays est beau, les habitations en sont agréables, les sites délicieux.

Rennes (Aude).—A 7 lieues de Carcassonne. Une des sources de ce lieu est froide et acidule. Elle contient de l'acide carbonique, trois carbonates différents et un peu de fer.—

Engorgements des viscères. Voyez *Pougues*.

SAINT-ALBAN (Loire). — La source de Saint-Alban marque 15° R.; elle est gazeuse et un peu ferrugineuse. Elle n'est employée qu'en boisson. — Le village de Saint-Alban est à 3 lieues de Roanne.

SAINT-GALMIER (Loire). — A 4 lieues de Mont-Brison. Les eaux de ce lieu sont froides, et contiennent beaucoup de gaz acide carbonique. — La source se nomme *Font-Forte*.

SAINT-GERVAIS (Hérault).—Voy. *Pougues* et *Lamalou*.

SAINT-MART (Puy-de-Dôme), à une demi-lieue de Clermont.—Les eaux de Saint-Mart, ou de Saint-Mars, sont froides (21° R.) et aigrelettes. Elles sont fréquentées par les habitants de Clermont-Ferrand, qui pourtant possédent des eaux analogues dans leurs murs. Elles conviennent aux personnes faibles aux convalescents.

SAINT-MARTIN-DE-FENOUILLA (Pyrénées-Orientales). — Cette source jaillit à travers une fente de rocher, quelques centaines de pas au-dessus de la source du *Boulou.* Voy. ce mot. Elle se trouve sur les bords du faible torrent de *Carbassal.* Cette eau contient sensiblement plus de bi-carbonate de soude, plus de carbonate de fer et de gaz acide carbonique, que celle du *Boulou*, qui, en revanche, renferme une plus grande dose de sel marin (chlorure de sodium). M. Anglada n'hésite point à donner la préférence à ces deux sources sur celles de Spa, si célèbres que soient ces dernières.

Saint-Martin-de-Valmeroux (village situé à 3 lieues S.-E. de Mauriac, dans le Cantal). — Il existe là des eaux gazeuses et un peu ferrugineuses, dont la source froide porte le nom de *Fon-Sainte.*

Saint-Myon (Puy-de-Dôme), à 3 lieues de Riom. — Les eaux de Saint-Myon sont froides, aigrelettes, gazeuses; elles ont été célèbres. Fréd. Hoffmann en vante les vertus. Voy. *Spa* et *Seltz.* — Colbert alla prendre ces eaux à la source même.

Saint-Pardoux (Allier), à 3 lieues sud-est

de Bourbon-Larchambault. — Cette source fournit près de 400 litres par heure. L'eau de Saint-Pardoux petille ; elle est froide et limpide ; la saveur en est aigrelette et assez agréable. Elle contient des carbonates de chaux et de fer, de même qu'une grande abondance de gaz acide carbonique. — On en fait usage non seulement à Bourbon-Larchambault, mais aussi en Italie et en Allemagne, où le docteur Faye en fait expédier chaque année plusieurs milliers de bouteilles.

SAINTE-MARGUERITE (Puy-de-Dôme). — Voyez *Châteldon* ou *Pougues*. Nous attendons des renseignements du docteur Coubret.

SAINTE-MARIE (Cantal). — La source du village de Sainte-Marie est gazeuse et ferrugineuse, et assez fréquentée par les habitants de la contrée. Le docteur Grassal en est l'inspecteur. Sainte-Marie est à 7 lieues de Saint-Flour, et à 4 lieues de Chaudesaigues.

SAINTE-MARIE (Puy-de-Dôme). — Acidule comme la plupart des eaux du voisinage de cette source est peu connue ; et pourtant elle possède un inspecteur, le docteur Lizet, je crois.

SAINTE-REINE et PRÉMEAUX (Côte-d'Or).— Ces deux sources, froides et gazeuses, situées à 3 ou 4 lieues de Dijon, et tout près de Nuits, sont employées contre les engorgements des viscères du ventre et dans la *dyspepsie*, ou perte de l'appétit.

SORÈDE (Pyrénées-Orientales).—A 3 lieues S.-E. de Perpignan. La source acidule froide, appelée *Font-Agre* dans le pays, est située à une demi-lieue du village de Sorède. L'eau jaillit par plusieurs sources sur les bords de la petite rivière de Sorède. Tout près de ces sources est une petite excavation, une espèce de grotte, nommée *Cobe-de-Mène* (Grotte de la mine), dans laquelle de petits animaux ne sauraient entrer sans être exposés à l'asphyxie, tant cette excavation renferme de gaz méphytique. M. Anglada compare cette caverne à la *Grotte-du-Chien*, près de Pouzzol (à Naples). Toutefois, l'eau minérale gazeuse de Sorède est beaucoup plus faible et moins efficace que celle du *Boulou* et de *Saint-Martin de Fenouilla.* — Voy. ci-dessus.

Source de Campagne (Aude). — Elle est tiède (20° R.), et renferme un peu d'acide carbonique et de fer, etc. — Voy. *Pougues.*

Tambour (Puy-de-Dôme). — Assez voisine de la source Sainte-Marguerite pour que ces deux sources soient inspectées et administrées par le même médecin, le docteur Coubret, à qui nous demandons des notes. — Quelques personnes décrivent ces deux sources sous le titre de *Vic-le-Comte.*

Watweiler (Haut-Rhin). — Eaux froides, gazeuses et ferrugineuses.

Vals (Ardèche), à 9 lieues du Puy et à 7 de Privas. — Des six sources de Vals, une surtout est gazeuse et d'une saveur piquante, c'est la *source Marie.* C'est à celle-là que le docteur Embry paraît donner la préférence, de même que M. le docteur Chauvin, l'inspecteur actuel.

Vernière. — Source peu connue, du Puy-de-Dôme.

N. B. Les eaux minérales gazeuses, de même que les sulfureuses, n'ont d'effets bien marqués, et ne sont réellement salutaires, que lorsqu'on va les prendre à leurs sources respectives. Tabernœ-Montanus avait donc raison de dire : *Quo propius aqua bibitur a fonte, eo efficacior*... Cette remarque doit être transformée en précepte.

Quant aux eaux qu'on boit loin de la source, presque toujours on les unit à un vin approprié à leur nature. Les vins de Bourgogne et de Bordeaux vont bien aux eaux alcalines gazeuses ; les gazeuses qui ne sont que ferrugineuses sont utilement unies aux vins blancs de Pouilly, de Condrieux, ou de Champagne mousseux... Mais les vins spiritueux, soit de Saint-Georges, soit de l'Hermitage, etc., conviennent davantage aux eaux *salines*.

—

EAUX MINÉRALES
FERRUGINEUSES.

Nous ne plaçons dans la classe des *ferrugineuses* que celles des eaux minérales où le fer apparaît, non comme ingrédient unique, mais comme le seul principe prédominant. En conséquence nous en excluons 1° les eaux qui unissent un peu de fer à des sels ou nombreux ou abondants; 2° les eaux qui sont à la fois sulfureuses et ferrées; 3° les eaux qui retiennent à l'état libre une quantité appréciable d'acide carbonique, outre la dose de ce même acide qui a dû être préalablement employée à *carbonater* le fer, ainsi que les alcalis qui l'escortent. — Nous rangerons les premières parmi les eaux *salines;* nous avons déjà placé les dernières au nombre des eaux *minérales gazeuses :* il ne nous reste plus qu'à ranger les autres dans une classe intermédiaire. (Voyez ci-après : *Eaux complexes.*)

Les eaux ferrugineuses pures ainsi isolées, il est facile d'en dire les caractères. — Elles sont toutes froides, souvent limpides, rouillées et comme irisées à la surface, ocreuses dans la profondeur, et laissant des traînées rouges et jaunes partout où elles coulent. Elles ont un goût astringent et métallique qui saisit désagréablement le palais; elles sont quelquefois styptiques.

L'odeur ferrugineuse en est souvent très pénétrante, mais surtout quand le temps est orageux, lorsque l'électricité est abondante. Alors l'odeur en est comme sulfureuse ; et cela paraît provenir du grand nombre d'agents qui, modifiant le fer partout où ils le rencontrent, font de chaque atome de ce métal comme un foyer perpétuel de combinaisons et d'échanges.

Toute eau ferrugineuse se reconnaît à ceci, que la décoction de noix de galles qu'on y a projetée y fait naître un précipité ou dépôt de couleur brune ou purpurine, tandis que l'addition des prussiates alcalins dissous donne un précipité bleuâtre. Ce dernier réactif est le plus sûr... L'eau de chaux ne trouble que les eaux ferrugineuses-acidules.

Les eaux ferrugineuses sont les plus répandues ; on en rencontre dans toutes les contrées : peut-être cela tient-il à ce que le fer est le plus commun des métaux.

Les eaux sulfureuses paraissent avoir leur origine dans les terrains primitifs : aussi ne les trouve-t-on avec des caractères bien formels que dans le voisinage des plus hautes montagnes. — Les eaux minérales ferrugineuses au contraire proviennent des terrains de transition ou secondaires. Aussi peut-on observer qu'on ne rencontre que des sources thermales d'une nature équivoque et de médiocre force, là où existent en même temps une source ou plusieurs sources ferrugineuses pures.

Ces eaux sont toniques : elles resserrent

les tissus, excitent l'action de l'estomac, accélèrent le pouls, rougissent la peau, et disposent aux hémorrhagies ; elles fondent les glandes, elles constipent et elles amaigrissent le corps. Elles conviennent aux tempéraments lymphatiques, aux personnes indolentes et aux caractères apathiques. On les emploie souvent pour régulariser les menstrues, tantôt pour les faire paraître, et tantôt pour en modérer le cours, ou pour le suspendre. On les prescrit aussi dans les scrophules, contre les engorgements qui succèdent aux fièvres quartes, dans les pâles-couleurs et contre la stérilité. Elles nuiraient s'il y avait fièvre, inflammation, irritation vive des nerfs, et seraient dangereuses dans les crachements de sang avec irritation, dans les anévrysmes et dans la grossesse.

Elles déterminent quelquefois des palpitations, quelquefois des colliques, et de l'anxiété vers le creux de l'estomac (l'épigastre); elles dessèchent la peau, et rendent souvent les excréments noirs comme de l'encre.

Le fer contenu dans les eaux minérales est presque toujours uni à de l'acide carbonique, et se trouve ainsi à l'état de sel. D'autres fois il est combiné avec de l'acide sulfurique, ou avec de l'oxygène, ou tout simplement avec de la chaux, ainsi qu'un de nos chimistes fameux a cru le remarquer.

Les sources ferrugineuses, quoique très multipliées, sont néanmoins plus isolées les unes des autres que les eaux sulfureuses et les gazeuses ; on ne les trouve pas, comme ces dernières, groupées en grand nombre dans un espace de peu d'étendue.

Ces eaux sont presque toutes difficiles à transporter ; le contact de l'air les altère incontinent. Les plus chargées de fer, par exemple celles de Passy, à cause de l'intervention de l'oxygène, finissent par se dépouiller, en le laissant précipiter sous diverses formes, de presque tout le fer qu'elles renfermaient à l'état de sel ou d'oxide. La chimie est parvenue à rendre ces eaux plus conservables et plus homogènes en les saturant d'une quantité plus ou moins grande d'acide carbonique, lequel remplit à l'égard de l'oxide ou du sel de fer le rôle de dissolvant. Le fer devient ainsi et plus miscible à l'eau et plus léger à l'estomac. Voilà du moins un des avantages des eaux minérales artificielles.

Toutefois dirai-je aux malades qui veulent guérir : Allez à Forges, allez à Barèges et à Bonnes, allez à Spa ou à Vichy !... La chimie de la nature vaut encore mieux que la chimie des laboratoires.

Le liége (*quercus suber*) contenant de l'acide gallique, il suffit souvent d'un bouchon pour décomposer l'eau ferrugineuse la plus pure. Dans le but de parer à cet inconvénient, M. Félix Boudet conseille de n'employer en pareil cas que des bouchons préalablement trempés dans de l'eau ferrugineuse.

—

EAUX DE FORGES.

—

Le bourg de Forges est situé en Normandie à 3 lieues de Neufchâtel, 9 de Rouen et 25 de Paris. C'est un lieu plein de ressources et d'un charmant séjour. Louis XIII en fit nettoyer les sources en 1632, il y a deux siècles révolus; et, d'après le rapport de son médecin, J. Cousinot, envoyé sur les lieux l'année précédente, le roi s'y rendit pour prendre les eaux conjointement avec Anne d'Autriche et le cardinal de Richelieu, qui alors était assez gravement malade, et qui n'engagea Louis XIII à user des eaux de Forges que pour les prendre lui-même en toute sécurité, et sans exposer sa puissance aux intrigues jalouses des courtisans ses ennemis.

Les trois sources de Forges ont depuis gardé le nom de ces trois personnages : l'une s'appelle la *Reinette*, l'autre la *Royale*, la troisième est connue sous le nom de *Cardinale*, et c'est la plus forte des trois. Les trois sources sont également froides.

Ces différentes sources sont rouillées et irisées à leur surface ; toutes contiennent des dépôts ocreux jaunes et rouges. La Reinette charrie en outre des flocons jaunâtres dont la quantité augmente à l'heure où le soleil se lève et avant qu'il se couche ; le même phénomène a lieu lorsqu'il doit faire orage ou pleuvoir abondamment : c'est une sorte de baromètre dont les présages sont immanquables.

L'eau de Forges contient des carbonates de chaux et de fer, des muriates de soude et de magnésie, du sulfate de magnésie, un peu de silice et du gaz acide carbonique (Robert). La source dite *la Cardinale* est la plus chargée de fer et de principes salins ; c'est aussi la plus gazeuse des trois. Elle contient par pinte d'eau environ 4 grains de sels, dose totale dans laquelle le carbonate de fer n'entre guère que pour un grain. La *Reinette*, elle, ne contient par pinte qu'un grain et demi de sels, dont le fer forme à peine la 12e partie.

Ces eaux ont cependant un goût de fer assez marqué. L'impression en est d'abord fraîche, puis astringente.

Les eaux de Forges sont toniques et apéritives, comme disent les vieux médecins; elles sont surtout emménagogues, ce qui veut dire qu'elles favorisent les mois des femmes.

On les conseille dans l'atonie de l'estomac, dans les flueurs blanches et les pâles-couleurs. Elles paraissent convenir contre la plupart des flux chroniques. Lepecq-de-la Clôture les employa avec succès contre les diarrhées sans fièvre qui régnèrent épidémiquement en 1768. Le même et savant médecin les conseillait aussi contre l'œdème, et dans quelques hydropisies.

Leur influence est telle sur quelques fonctions importantes, ainsi que dans certaines infirmités des femmes, qu'on peut leur accorder de favoriser indirectement la fécondité. Elles n'ont pas moins d'action sur les hommes; elles redonnent parfois de l'appétit, de faciles digestions et de l'énergie. Toutefois, quant à la stérilité d'Anne d'Autriche, ou plutôt, quant à l'impuissance de son royal époux, il faut remarquer que Louis XIII, lorsqu'il prit les eaux de Forges (en 1632), était marié, il est vrai, depuis dix-huit années (en 1614), mais que Louis XIV ne vint au monde que six ans après le voyage à Forges, en 1638. Dès lors, et sans même tenir compte d'autres conjectures fort délicates que l'histoire elle-même ne relate qu'en tremblant, on peut douter que les eaux de Forges aient beaucoup influé sur la tardive paternité de Louis XIII.

Ces eaux ne conviennent, ni contre la goutte, ni contre le scorbut, ni dans les maladies de poitrine; on doit en défendre l'usage aux personnes pléthoriques, de même qu'à ceux qui souffrent d'une inflammation, ou qui redoutent le retour d'une hémorrhagie.

Ces eaux ne s'emploient qu'en boisson, jamais en bains.—On commence toujours par la source de la *Reinette*, dont on boit un ou deux verres, matin et soir. On passe ensuite à la source *Royale*; et lorsqu'on est parvenu graduellement à prendre dans un jour sept verres de cette dernière, on la quitte pour la *Cardinale*, qui est la plus forte et la plus excitante.—Toutefois beaucoup de malades ne font usage que de l'eau de la Reinette : c'est la plus douce et la plus innocente des trois, ce qui ne veut pas dire qu'elle en soit la moins efficace. On peut en boire aux repas aussi bien que dans l'intervalle.

Les eaux de Forges peuvent se transporter au loin, surtout lorsqu'on les a puisées aux sources avant ou après le soleil.

N. B. Après Forges, aucune eau minérale ferrugineuse *pure* ne jouit ni d'une grande célébrité, ni de beaucoup de vogue : à cause de cela nous les rangerons toutes par ordre alphabétique, et ne dirons, sauf quatre ou cinq exceptions, que quelques mots sur chacune.

—

SUITE DES EAUX MINÉRALES
FERRUGINEUSES.

Aumale (Seine-Inférieure), à 9 lieues d'Abbeville et 15 de Rouen. — Ces eaux sont froides (8 degrés R.), et l'on peut aller les prendre toute l'année. Il existe trois sources à Aumale : 1° *la Savary*, 2° *la Bourbonne*, 3° *la Malon*. Toutes ces eaux ont été analysées par M. Dizengremel. Le fer s'y trouve à l'état de carbonate. Quant aux propriétés, voyez *Forges*. — Les sources d'Aumale ont été découvertes en 1755, l'année du tremblement de terre de Lisbonne, lequel tarit, troubla ou suspendit beaucoup de sources, de même qu'il en fit surgir de nouvelles.

Chapelle-Godefroy (Aube), à une petite lieue de Nogent, sur la rive gauche de la Seine. Cette fontaine fut découverte en 1801.—Les sources de ce lieu sont au nombre de deux, et froides l'une et l'autre. Elles ont été étudiées et analysées par M. Cadet-Gassicourt, et par M. Eusèbe Salverte; ce dernier autrefois s'occupait beaucoup de chimie.

CHARBONNIÈRES (Rhône), à 2 lieues de Lyon. — Un curé de village découvrit cette source en 1774. — Voyez *Provins*.

CRANSAC (Aveyron), à 7 lieues de Rhodez. — Les eaux de Cransac sont connues depuis huit ou neuf siècles. Elles sont claires, amères et styptiques; elles renferment des sulfates de fer, de magnésie et d'alumine, de même que du muriate de magnésie. M. Vauquelin a trouvé des sulfates de fer, de chaux et de *manganèse* dans les nouvelles sources, nommées aussi *Béselgues*. Les différentes sources de Cransac, voisines de la petite ville d'Aubin, où vont habiter les malades, sont administrées par un médecin habile, le docteur Paul Auzouy, excellent hygiéniste. On boit tout simplement de ces eaux froides; toutefois on trouve à Cransac des étuves creusées dans la montagne voisine, étuves qui sont chauffées sans frais par de la houille dont la combustion spontanée dure depuis des siècles. Ces sources sont fréquentées chaque année par plusieurs milliers de malades de la contrée. Essentiellement toniques, ces eaux commencent par purger. On a vu un paysan perdre la vie pour avoir bu à la fois cinquante verres de l'eau de Cransac, qu'il payait malgré lui.

Dinan (Côtes-du-Nord), en Bretagne, à 90 lieues de Paris, 14 lieues de Rennes, et 7 de Saint-Malo ; lieu charmant, et propice au bonheur comme aux douces rêveries. — L'unique source de Dinan porte le nom de *la Coninaie.* Elle est située à une petite lieue de la ville, dans une vallée profonde, entre deux collines parallèles ; de délicieuses promenades l'avoisinent. L'eau en est froide, prompte à se troubler, très ferrugineuse, et elle a pour lit d'épais sédiments ocreux. Voy. *Forges.*—L'estimable inspecteur de Dinan, le docteur Bigeon, interdit la fréquentation de cette source aux personnes dont la poitrine est faible et les nerfs irritables.

LANGENSCHWALBACH, qu'on nomme aussi *Schwalbach*, par contraction, est situé dans le duché de Nassau. Les sources de ce lieu, fortement ferrugineuses et un peu gazeuses, sont très fréquentées par des Allemands lymphatiques et par des Anglais hypocondres. On trouve trois sources à Langenschwalbach : 1° *la source Ferrugineuse*, 2° *la source Vineuse*, et 3° *la source Pauline* (du nom de la duchesse actuelle de Nassau). Cette dernière, découverte seulement depuis cinq ans, est la plus faible, la moins ferrugineuse, et néanmoins la plus fréquentée des trois. C'est celle que préconise le docteur Fenner; mais son rival, le docteur Writter, donne la préférence à la source Ferrugineuse (*Stahl Brunnen*), ce qui excite les sarcasmes de ceux des habitués qui sont le moins malades. — Ces eaux sont fort excitantes; on en use en bains et en boisson. Il y a soixante ans, on ne trouvait là que des *sources sulfureuses*, existant dès le temps des Romains. — La ville est mal bâtie et d'une forme singulière : elle ressemble à un Y ou à une fourchette à deux pointes.

La source Jonas, au sud-ouest de Bourbon-Larchambault, jaillit au pied de la même montagne d'où naît, à une assez grande élévation, la source thermale saline. L'eau ferrugineuse de la source Jonas est reçue dans un réservoir creusé au milieu d'une espèce de cour carrée qu'on a entourée de murs. Cette fontaine fut découverte, au temps de Louis XIV, par un suisse du maréchal de Souvray. Ce Suisse lui dut, assure M. Faye, la guérison d'une blennorhée, ce qui l'engagea, plutôt par reconnaissance que par vanité, à lui donner son nom de Jonas. On essaya plus tard, mais vainement, de substituer à ce nom primitif ceux de madame Fagon et de madame de Noailles, qui avaient fait capter et abriter cette source : le nom du Suisse a prévalu. Cette eau paraît jaunâtre à la fontaine : c'est l'effet du dépôt ferrugineux. Elle est astringente, et sa saveur a de l'analogie avec celle de l'encre. La source fournit environ 120 litres par heure. Elle petille un peu, et contient, outre le carbonate de fer qui en fait le caractère décisif, des muriates et des carbonates de soude et de chaux. Les baigneurs de Bourbon-Larchambault en font usage conjointement avec l'eau de la source thermale. M. Faye en obtient d'excellents effets dans les écoulements chroniques, dans les maux d'yeux et d'oreilles, et notamment dans la goutte-sereine imminente. Ce médecin l'emploie dans ce dernier cas sous forme de douche, au moyen d'un entonnoir suspendu dont le petit orifice, dirigé vers l'œil malade, est garni d'une éponge assez fine pour ne laisser tomber que goutte à goutte l'eau minérale qui l'imbibe et la comprime.

Passy, dans le département de la Seine, est situé à une demi-lieue ouest de Paris, sur la rive droite de la Seine, entre Chaillot, Auteuil, le Champ-de-Mars et le bois de Boulogne. Ce bourg, lieu de paisible retraite et de recueillement pour les uns, résidence mondaine pour d'autres, est bâti sur une montagne s'abaissant en amphithéâtre vers la Seine, qui l'avoisine. C'est vers le milieu de cette pente, dans la délicieuse habitation de MM. Delessert, en vue des coteaux de Meudon et des plaines de Vanves et de Grenelle, que sourdent les deux sources ferugineuses qu'on nomme *nouvelles*, par opposition aux sources *anciennes*, aujourd'hui délaissées comme trop faibles. Les deux sources sont placées à environ 30 pas l'une au-dessous de l'autre, dans un vaste escalier bâti tout exprès pour elles. La source d'en-haut est sensiblement plus faible, plus douce et moins abondante que celle d'en-bas. C'est à celle d'en-haut que viennent puiser quelques malades de Paris : on la nomme *la source Epurée*. L'autre fontaine, dont l'eau est d'une saveur styptique, contient par pinte ou par 32 onces d'eau près de 18 grains (ou 1 gramme) de sulfate de protoxide de fer, et de plus une grande abondance de différents sels alcalins (Deyeux, Planche, Barruel, etc.). Cette eau, si chargée de fer, est souvent employée pure pour tarir des écoulements non inflammatoires, ou pour résoudre des tumeurs indolentes; mais on a coutume de la faire dépurer pour l'usage intérieur. Cette dépuration s'effectue dans des fontaines de terre qu'on a soin de couvrir après les avoir remplies à la source d'en-bas. Livrée de la sorte au repos et à l'action de l'air, dont l'oxygène rend peu à peu insoluble une partie du sel de fer, l'eau de Passy finit par déposer une partie de ses principes et par s'affaiblir; et c'est dans cet état qu'on en fait usage dans Paris, où beaucoup de malades se la font apporter. Quelques mois de repos suffisent pour rendre l'eau de Passy salutairement potable; mais si le liquide restait exposé à l'air au-delà de 6 à 8 mois, il finirait par perdre tous ses principes, et avec eux ses vertus. Il est curieux de voir rangés par centaines, dans les vastes serres de M. Benjamin Delessert, tous ces vases pareils entre eux, où l'eau minérale s'épure tout doucement d'elle-même. A côté sont des tas de bouteilles de grès, qui sont destinées à transvaser le liquide et à le transporter. On le soutire, sans déplacer les vases et sans remuer le dépôt, au moyen d'un conduit à courbure inégale, remplissant l'office de syphon. — Quant aux vertus de ces eaux, voyez *Forges*. Elles sont surtout très efficaces à ceux des malades qui, demeurant à Paris, vont pédestrement, chaque matin, les prendre à la source.

Un excellent médecin, le docteur Biett, est attaché à cet établissement, auquel les habitudes du propriétaire donnent un but de philanthropie plutôt que d'intérêt. — Le transport altère ces eaux, outre que l'énorme dose de sulfate de chaux qu'elle renferment les rend lourdes aux estomacs délicats.

PROVINS (Seine-et-Marne), à 19 lieues de Paris, possède une source ferrugineuse qu'un médecin, nommé Prévôt, découvrit en 1648. Cette source est connue sous le nom de *Ste-Croix*. — L'eau de Provins a été analysée par M. Vauquelin, et par M. Thenard, qui est originaire de ce pays. Ces chimistes fameux l'ont trouvée composée de carbonates de fer et de magnésie, de muriate de soude, de silice et d'un peu d'acide carbonique. Quant au sulfate de fer qu'indiquait l'analyse de l'honorable M. Opoix, la source de Provins n'en contient point. — Voyez *Forges* pour les propriétés.

VALS (dans l'Ardèche), est un lieu situé à 7 lieues de Privas, 9 du Puy, et 130 de Paris. Outre la *fontaine Marie*, que nous avons déjà indiquée comme analogue aux eaux gazeuses, on trouve à Vals 5 autres sources froides, toutes manifestement ferrugineuses, savoir : 1° *la Madeleine*, 2° *la Marquise*, 3° *la Saint-Jean*, 4° *la Camuse*, 5° *la Dominique*. Cette dernière source est réputée vomitive, à raison sans doute de la notable quantité de sulfate de fer qu'elle renferme; elle a aussi une saveur styptique et très saisissante. — Les autres sources sont fortement salées, promptes à se décomposer et très irritantes; plusieurs sont purgatives. On les a souvent employées dans des fièvres intermittentes, rebelles aux remèdes ordinaires, dans le scorbut et les engorgements scrophuleux, dans l'hématurie (pissement de sang), dans les maladies des reins et certaines affections des femmes. On boit seulement l'eau de Vals, et souvent on la coupe avec des breuvages propres à en modérer l'âpreté et la puissance; il ne faut user de ces eaux qu'avec beaucoup de prudence, de crainte d'accident.

—On trouve aussi des eaux minérales ferrugineuses dans les lieux nombreux que j'indique ci-après, de même que dans beaucoup d'autres que je suis forcé d'omettre :

A Andely, dans le département de l'Eure : c'est la *Fontaine Ste-Clotilde.*

A Bagnères-de-Bigorre. Une des 22 sources de cette ville est ferrugineuse; on la nomme *Fontaine d'Angoulême.*

A Alais (Gard), à 160 lieues de Paris, et 14 de Montpellier. Il existe là deux sources : *la Comtesse* et *la Marquise.*

Dans le département de l'Orne : La fontaine de *Barthélemy*, près d'Alençon ; la fontaine du *Curé* (à Saint-Mard-de-Coulonge) ; la fontaine *Dufey*, dans la circonscription de la commune de Couterne, et à 300 pas de la fontaine sulfureuse de Bagnoles ; la fontaine de *l'Epine* ou de *la Roche* (près de Mortagne) ; la fontaine de *Gauville* en Gauvillois ; la fontaine *Du Breuil* (à Moulins-la-Marche) ; la fontaine de *Laferrière-Béchet* ; la fontaine d'*Iray* (sur laquelle M. Le Prévôt-d'Iray a écrit quelque chose) ; la fontaine *du Hamel* (commune de Brullemail) ; la fontaine de la *Béchetière*, voisine de la précédente ; (la fontaine de la *Herse*, à une lieue de Bellême (dans la forêt de ce nom)), et à 7 lieues d'Alençon ; la fontaine de *Larré* ; la fontaine de *Saint-Evroult-en-Ouche* ; la fontaine de *Rânes*, non loin du château du prince de Broglie ; la fontaine de *St-Santin*, à 2 lieues de Laigle ; enfin la fontaine *Octavie* (commune de la Sauvagère), à 2 lieues de Laferté-Mâcé, dans la forêt d'Andaine, et tout près du hameau de Bellevue. Les habitants de la contrée désignent la source Octavie sous le simple nom de *Fontaine minérale*, et ils se rendent près d'elle de fort loin. On y vient aussi puiser de l'eau pour les baigneurs de Bagnoles, dont la source sulfureuse, située plus au midi, est distante de celle-ci de 2 lieues environ. Je me souviens d'avoir (en 1832) visité la fontaine Octavie avec feu M. Damiron, le médecin, et M. Damiron, le philosophe. Ces messieurs furent frappés ainsi que moi des marques de respect superstitieux et de naïve reconnaissance qui indiquent l'emplacement de cette petite masse d'eau minérale n'ayant tout au plus qu'un pied cube.

A Brucourt, dans le département du Calvados, à 5 lieues de Caen et aux environs de Dives, tout près de la mer. Cette source est froide, ferrugineuse et un peu gazeuse. Concurremment avec l'eau de mer, l'eau de cette fontaine est employée dans quelques maladies de la peau et des nerfs.

A Cernières (Calvados). Cette source est analogue à celle de Brucourt.

A La Rivière (Calvados), aux environs de Lisieux. Les pauvres s'y rendent en quêtant pour baigner ceux de leurs enfants qui sont atteints d'une maladie de la peau qu'ils nomment *mal Saint-Main* (espèce de riffle). C'est en mémoire de cette fontaine que les comtes de La Rivière (de Caen) ont pris cette devise : *Fons ignotus, virtutes cognitæ.*

A Rouen (Seine-Inférieure) : *Eaux de la Marquerie.* Il y a là trois différentes sources portant les mêmes noms que celles de Forges, et ayant des vertus analogues.

A Bléville (Seine-Inférieure), près du Havre. Voyez *Forges.*

A Gournay (idem), à 7 lieues de Rouen et 6 de Gisors. La source minérale de ce lieu porte le nom de *Saint-Eloi* ou de *Fontaine de Jouvence.* On croit qu'elle rajeunit.

A Reims, dans le département de la Marne.

A Roye, dans le département de la Somme; à 5 lieues N.-O. de Noyon.

A Fontenelle, dans le département de la Vendée; à une lieue O. de la Roche-sur-Yon.

A Nanci, dans la Meurthe.

A Pont-de-Vesle, en Bresse, à 6 lieues O. de Bourg, département de l'Ain.

A Beauvais, à Trye-le-Château et à Verberie (dans l'Oise). La fontaine de *Verberie* était fort employée sous Louis XV. Chicoyneau, gendre de Chirac, la prescrivait fréquemment dans la gravelle et dans la pierre. — Verberie est à 3 lieues S. de Compiègne.

A Dieulefilt, département de la Drôme.

A Attancourt, dans la Haute-Marne. Le docteur Navier l'avait analysée.

A Luxeuil (Haute-Saône), et à Plombières (Vosges), assez près des sources salines.—La source ferrugineuse de Plombières y est connue sous le nom de *Fontaine Bourdeille*.

A Cambo (Basses-Pyrénées), non loin des eaux sulfureuses du même lieu.

A Saint-Amand (Nord), près des sources et boues sulfureuses précédemment citées.

A Boulogne-sur-Mer (Pas-de-Calais), tout près des remparts. La source porte le nom de *Fontaine de Fer*.

A Castéra-Verdusan (Gers), outre les eaux sulfureuses mentionnées page 139.

A Seneuil, dans la Dordogne, près de Ribérac.

A Saint-Gondom, à 2 lieues de Gien; à Ferrières, à 5 lieues de Montargis; à Segray, près Pithiviers, et aux Noyers, pareillement dans le département du Loiret. La source de Segray est la plus connue; le poète Colardeau l'a chantée dans l'*Epître à Duhamel*. — Feu le docteur Gastelier a autrefois vanté ces quatre sources ferrugineuses du Loiret.

A Vic (Cantal). Cette source est fréquentée chaque année par 1,000 à 1,200 malades du pays. M. Sesquiniol en est l'inspecteur.

A La Plaine (Loire-Inférieure), à 4 lieues de Paimbœuf, et sur les bords de l'Océan.

A Vertou (id.), à environ 3 lieues de Nantes. La source porte le nom d'*Ebeaupin*.

A Pornic (également dans la Loire-Inférieure), à 12 lieues de Nantes et à 2 lieues de l'embouchure de la Loire. Cette source se trouve souvent envahie par les hautes-marées, d'où il résulte que le muriate de soude y abonde. Elle ne contient que de très faibles proportions de fer.

A Sermaise (Marne), à 10 lieues de Châlons. — Feu le docteur Navier employait l'eau de cette source dans les affections calculeuses et dans la chlorose : lui-même il l'avait analysée avec soin.

A Mont-Lignon (Seine-et-Oise), tout près de Montmorency, à 5 lieues de Paris.

A Lannion, dans le département des Côtes-du-Nord.

A Saint-Denis-sur-Loire (Loir-et-Cher); à deux petites lieues de Blois. — Cette source de Saint-Denis est désignée dans le pays sous le nom de *fontaine de Médicis*.

A Niederbrunn ou Niederbronn (Bas-Bhin), à 10 lieues de Strasbourg. — Cette source marque 14 degrés R.

A Uriage (Isère), outre la source sulfureuse dont nous avons parlé page 154, il existe une source ferrugineuse, qui autrefois était confondue avec celle-là.

A La Rivière, village situé près de Bourbonne-les-Bains. — On y va puiser de l'eau ferrugineuse pour quelques baigneurs de l'établissement thermal.

Dans le département des Pyrénées-Orientales, d'après le docteur Anglada, les sources ferrugineuses sont nombreuses — On en trouve à *Conat*, à *Couchous*, à *Estoher*, à *Gloriannes*, à *Mont-Louis*, à *Nohèdes*, à *Perpignan*, à *Sahila*, à *Urbanya*, à *Valmagne*, et à *Vinça*... De ce dernier lieu jaillissent deux sources, auxquelles on donne le nom de *Font-Roubillouses-d'en-Bernadal*. *Roubillouse* est dans ce pays-là le nom générique des eaux ferrugineuses, à cause du nuage de rouille qui en voile ordinairement la surface. — Les eaux ferrugineuses de ce dernier département renferment du fer à l'état de carbonate.

A Rennes (Aude). — Une des sources, *le Cercle*, est manifestement ferrugineuse.

A Spa, dans les Pays-Bas. — La source de *Pouhon* est puissamment ferrugineuse ; les propriétés de cette eau en rendent l'usage précieux. Voyez *Spa*, parmi les eaux minérales gazeuses. — Si toutes les sources de Spa sont ordinairement rangées parmi les eaux martiales, cela paraît tenir à ce qu'on ne connaît loin de Spa que l'eau de la source du Pouhon, laquelle contient en effet beaucoup de fer.

A Tongres, en Prusse, à 2 lieues de Maëstrich, on trouve deux sources ferrugineuses. L'une, appelée *Source de Pline*, ne marque que 10 degrés R., même en été; l'autre marque 13 degrés. Cette dernière est la plus saturée de fer. Pline a parlé des eaux de Tongres, assurant qu'elles sont utiles dans les fièvres tierces et dans la pierre.

A Cheltenham (Angleterre). — Les eaux ferrugineuses de ce lieu contiennent, outre de l'oxide de fer, du bi-carbonate de soude, du muriate de soude, plusieurs sulfates alcalins, et assez d'acide carbonique pour leur mériter une place parmi les *eaux gazeuses*.

A Aix-la-Chapelle (Prusse): c'est le *Spaubrunn*. — Voyez page 286.

EAUX MINÉRALES COMPLEXES.

EAUX DE CARLSBAD.

Carlsbad, qui signifie *bains de Charles*, est une ville royale de Bohême. Quatre ou cinq cents maisons composent cette bourgade célèbre, dont la population est environ de 3,000 âmes. Elle est située à 60 milles de Vienne, à 16 milles de Prague, au fond d'une vallée étroite et profonde, qui, de plus, est couverte de bois ainsi que de rochers de granit, ce qui lui donne un aspect agréablement pittoresque. La ville même est bâtie au pied et sur le penchant des collines qui bordent la rivière de la Tépla ; le cours de celle-ci mesure la ville selon sa longueur. Les maisons de Carlsbad sont généralement bien construites, tenues avec propreté, et entourées de promenades délicieuses. Ceux qui arrivent à Carlsbad, venant de Prague, suivent une magnifique chaussée, qui, du haut des collines, descend en serpentant jusqu'au seuil du sanctuaire thermal, ce superbe édifice dont les Romains eux-mêmes se fussent justement enorgueillis. Commencé en 1804, ce beau monument fut achevé en 1806, aux frais et d'après le vœu de l'empereur d'Autriche François Ier, prince actuellement régnant.

Toutes les maisons de Carlsbad sont à louer pendant la saison des eaux; les divers propriétaires ne réservent pour leur usage personnel, quelque riches qu'ils soient, que le rez-de-chaussée de leurs demeures. Celles du *Marché* et de la *Wiese* sont les plus élégantes et les plus recherchées.

A Carlsbad, comme à nos eaux françaises, l'intervalle de la mi-juin à la mi-août est l'époque de la plus grande affluence des baigneurs; c'est la saison la plus bruyante et la plus coûteuse.

On trouve à Carlsbad, pendant la durée des bains, des traiteurs fournissant sur lieux ou à domicile, à prix fixe ou à la carte; on y trouve aussi des bals, un théâtre, des concerts, des sérénades à discrétion, tous les éléments de fêtes, tous les moyens de distraction, toute sorte de plaisirs. On peut s'y promener à cheval, en voiture; on y loue des livres, des journaux, des instruments de musique, etc. Les marchandises les plus estimées à Carlsbad sont les ouvrages en étain et en acier, les armes à feu, la coutellerie, les épingles, et les beaux verres de Bohême.

On prétend que la source de Carlsbad fut découverte par des chasseurs qui, pendant la poursuite d'un cerf, virent l'un des chiens de la meute impériale tomber dans l'eau quasi bouillante d'une des fontaines. Cet animal, à demi brûlé, fit entendre des cris affreux qui attirèrent l'attention de Charles IV, là présent. Que cette anecdote soit vraie ou fausse, histoire ou fable, peu importe; toujours est-il certain que l'empereur Charles IV, déjà infirme, usa des eaux de Carlsbad en l'année 1347, un an après la bataille de Crécy, où ce prince avait reçu deux blessures en combattant sous Philippe VI de France contre Edouard III d'Angleterre. Or, les bains de Carlsbad le guérirent; et c'est à partir de cette époque qu'ils cessèrent de se nommer *Warmbad* (c'est-à-dire bains chauds).

Les eaux de Carlsbad ne jaillissent pas d'un seul point ni d'une seule source. Chaque fontaine à son nom, son emplacement, sa température, laquelle diffère de l'une à l'autre depuis 40 jusqu'à 60 degrés Réaumur. En voici les noms :

Le *Sprudel*, ou la source jaillissante : c'est la plus célèbre, la plus chaude, la plus ancienne, la plus abondante et la plus efficace.

L'*Hygie* (source de santé ou de salut).

Le *Mühlbrunn* (ou source du moulin).

Le *Bernardsbrunn* (une statue de saint Bernard est placée près de cette source).

Le *Neubrunn* (50 degrés Réaumur; source mitoyenne à tous égards).

Le *Theresienbrunn* (ou fontaine de Marie-Thérèse).

Le pavillon dont cette fontaine est couverte porte pour inscription la devise qu'avait adoptée Marie-Thérèse à l'époque de son couronnement : *Imitari malim quam vocari.*

Le *Schlossbrunn* (ou fontaine du château).

Le *Spitalbrunn* (à l'usage des pauvres étrangers de toute nation, de toute religion, qu'on admet dans l'hôpital S.-Bernard). Ces différentes sources ne fournissent pas moins de 60,000 litres d'eau dans l'espace de 24 heures.

L'eau de Carlsbad fut analysée en 1770 par David Becher de Carlsbad, chimiste célèbre, mort en 1792 ; ensuite, en 1789, par le Prussien Klaproth ; et tout récemment, en 1822, par le savant Berzélius, alors malade, lequel y a démontré la présence de plusieurs éléments qu'on n'y soupçonnait point avant lui.

Voici, au reste, rangés d'après leur importance et leurs quantités respectives, quels divers ingrédients le chimiste suédois a trouvés dans les eaux thermales de Carlsbad :

Sulfate de soude, ou sel de Glaubert (sel purgatif) ;

Carbonate de soude ;

Hydrochlorate de soude (sel marin ou de cuisine) ;

Carbonate de chaux (ou craie) ;

— de magnésie ;

Silice et gaz acide carbonique ;

Carbonate de fer ;

— de strontiane ;

— de manganèse ;

Phosphate d'alumine ;

Fluate de chaux et lithine.

Une grande partie de la ville est bâtie sur l'espèce de croûte formée par les sédiments des eaux, graduellement accumulés. Les cristallisations salines de Carlsbad sont si abondantes qu'elles encombreraient bientôt les bassins, et causeraient la destruction des conduits et des réservoirs, si l'on n'avait pas le soin de les perforer trois ou quatre fois par an. On a de même remarqué que la Tépla ne gèle jamais à partir de l'endroit où elle reçoit les eaux chaudes du *Sprudel* jusqu'à son embouchure dans l'Egla. Il y a plus, la neige qui tombe dans celles des rues de Carlsbad qui avoisinent cette source si puissante, fond presque aussitôt d'elle-même.

On boit ordinairement l'eau de Carlsbad dès 6 ou 8 heures du matin; quelquefois aussi on recommence le soir. La dose ordinaire est de 8 à 10 gobelets dans la journée; mais cette dose varie selon les malades. Il n'est pas très rare de voir des personnes qui en boivent jusqu'à 40 et même 50 verres ou gobelets dans le cours d'une seule journée.

Les environs des fontaines sont fort agréables. Les nouveaux embellissements du *Theresienbrunn* sont du meilleur goût. Un excellent orchestre, digne de la Bohême, cette heureuse patrie de Mozart, récrée délicieusement les buveurs mélomanes qui séjournent au *Sprudel* et à la source Marie-Thérèse. Cette dernière est principalement fréquentée par les femmes.

D'innombrables savants ont vainement cherché à expliquer la haute chaleur des sources de Carlsbad, de même que la présence des sels nombreux autant qu'abondants dont elles sont imprégnées. « Cette explica-«tion est d'autant plus difficile, dit M. Ber-«zélius, que, ne pouvant pénétrer jusqu'au «foyer de cette chaleur, on ne pourra ja-«mais juger avec précision de quel pro-«cédé use la nature pour la produire, ni «comment elle sature ces eaux de substances «salines dont les montagnes de Carlsbad ne «paraissent renfermer que de faibles quanti-«tés. Rien, surtout, n'est aussi inexplicable «que cette prodigieuse quantité de sulfate et «de carbonate de soude qui provient de ces «sources dans l'espace d'une année.» Tant qu'on ignorera l'origine première de ces sources thermales, tant que le laboratoire en demeurera caché, tant que les réservoirs en seront mystérieux et les transsudations inconnues, il sera tout aussi impraticable de découvrir le secret de leur chaleur que d'imiter consciencieusement leur composition.

Depuis environ un siècle, on recueille le *sel de Carlsbad* (le sulfate de soude) par un procédé d'évaporation qui est fort simple. Il suffit, pour obtenir de suffisantes cristallisations, de placer dans l'eau chaude des sources, comme dans un bain-marie, de grandes chaudières, qu'on a préalablement remplies d'une eau semblable. On ajoute quelquefois de cette eau déjà concentrée et à demi évaporée à l'eau naturelle de Carlsbad, lorsque cette dernière n'agit pas avec assez d'énergie; et les malades ont soin pareillement de se pourvoir de cette même eau concentrée quand ils quittent Carlsbad, afin d'en continuer l'usage en cas de constipation opiniâtre durant le voyage. L'eau naturelle qu'on puise aux sources n'est pas transportable. Enfermée dans un vase quelconque, elle ne tarde pas à déposer un épais sédiment; elle se voile en même temps d'une pellicule blanchâtre, outre qu'elle contracte bientôt un goût et une odeur désagréables qu'elle n'avait point à la source.

Ainsi que l'indique l'étymologie de *Carlsbad*, on se borna, durant deux siècles, à se plonger dans l'eau des sources; on y prit uniquement des bains. Ce ne fut qu'en 1521 que Wentzel Beyer, d'Elnbogen, le premier auteur qui ait écrit sur ces eaux thermales, conseilla d'en faire usage intérieurement. Maintenant on les emploie sous toutes les formes : en bains, en boisson, en clystères, en douches, en injections, et en bains de vapeurs. Un bel établissement a même été fondé en 1827 pour ce dernier objet.

On restait jadis jusqu'à 7 à 8 heures consécutives dans de l'eau du Sprudel qu'on avait laissée refroidir pour cet usage; et cette eau agissait d'autant plus vivement sur la peau pour l'excorier, que le liquide avait perdu une plus grande partie de sa chaleur.

On donnait le nom de *Hautfresser* (c'est-à-dire *ronge-peau*), à ce bain de nouvelle espèce. L'érosion une fois produite par l'eau refroidie, on prescrivait des bains chauds dans le but de faire promptement cicatricer ces ulcérations superficielles. Cette singulière coutume, il faut en faire l'aveu, a souvent déterminé des effets merveilleux; mais, comme elle causait de vives douleurs aux malades, et qu'elle les empêchait de participer aux amusements publics, on l'a tout-à-fait abandonnée. — Les bains de Carlsbad durent rarement plus d'une heure. On peut les prendre, soit dans des maisons particulières qui reçoivent l'eau des sources par des conduits souterrains, soit à l'hôpital; mais les deux établissements les plus fréquentés se trouvent au *Mühlbrunnen* et au *Sprudel*, outre deux bains de vapeurs que le chevalier de Carro, l'un des médecins les plus distingués de Prague, a fait organiser près la source d'*Hygie*.

Les sources de Carlsbad réunissent incessamment des malades de toutes les parties de l'Europe ; et, comme dit le célèbre Hufeland, le médecin du roi de Prusse, « Carls« bad est la preuve irrécusable que toute « chose excellente et vraiment utile résiste « toujours efficacement aux vicissitudes des « temps, de même qu'à la versatilité des mo« des et des systèmes frivoles. Peu agréable « au goût, fort différente de ces eaux gazeu« ses dont la saveur piquante ranime chaque « jour les buveurs, dénuée de ce qui flatte « les sens, tout simplement purgative, et « n'offrant dans sa composition que des in« grédients auxquels les idées médicales du « temps (1815-1825) font attacher peu de « confiance, l'eau de Carlsbad, fade, claire, « mais alkaline, n'en a pas moins invariable« ment conservé sa haute renommée, par « l'unique raison qu'elle guérit des maux qui « se montrent rebelles à tous les autres « moyens curatifs. »

« La soude, remarque M. le docteur Carro, « à qui nous devons des renseignements fort

« importants sur Carlsbad, la soude est l'é-
« lément qui prédomine dans ces eaux ther-
« males. C'est même à cet alkali, diverse-
« ment allié à des acides, qu'on doit attri-
« buer les principaux effets de ces thermes. »

Cependant il faut remarquer que, par elle-même, la soude exerce une influence funeste sur l'économie vivante, notamment sur les vaisseaux artériels, puisqu'il est prouvé qu'elle dispose aux hémorrhagies, au scorbut, et qu'elle dérange la digestion. Or (ce qui paraît contradictoire), l'eau de Carlsbad ranime les malades et les fortifie; elle excite l'appétit et facilite la digestion; enfin, secondée par un régime convenable, elle ramène la santé et le bien-être. A quoi donc attribuer ce contraste apparent entre les effets de l'eau de Carlsbad et les propriétés de celui des éléments qui y prédomine, si ce n'est à des combinaisons subtiles dont la chimie a peine à constater quelques faibles traces, et dont la puissance se manifeste en raison directe de la ténuité de leurs molécules? —

Je suis convaincu qu'Hahnemann a dû la première idée de la méthode dite *homœopathique* à ces propriétés merveilleuses de certaines eaux minérales, dont les vertus essentielles paraissent émaner de ceux de leurs principes que la chimie n'y démontre qu'à l'état d'atomes presque insaisissables.

On s'est assuré toutefois que le sel de Carlsbad, comme celui de Vichy, se retrouve jusque dans les urines de ceux qui s'abreuvent aux sources.

« Ces eaux, dit M. de Carro, agissent « d'une manière excitante sur l'estomac, et « sur les intestins, dont elles déterminent les « fréquentes excrétions, sur les reins et sur « le foie. Elles stimulent en particulier les « vaisseaux sanguins, causent souvent des « palpitations, des congestions vers la tête, « et pourtant elles sont purgatives. Ce n'est « qu'indirectement qu'elles excitent le système lymphatique; et si elles agissent finalement comme toniques et fortifiantes, ce « n'est qu'après avoir déterminé des phéno-

« mènes de sécrétion et d'excrétion; différen-
« tes en cela des eaux ferrugineuses et des eaux
« gazeuses, dont l'action tonique est plus
« prompte et plus immédiate. — La purga-
« tion n'est pas indispensable à la cure; et,
« quelque désirable que soit ce résultat dans
« la plupart des conjonctures, on voit sou-
« vent les plus heureuses crises s'effectuer par
« des urines abondantes ou par des sueurs, et
» quelquefois aussi par le concours simulta-
« né de tous ces effets.

« Dans tous les cas, on doit prémunir les
« malades contre la constipation, inconvé-
« nient auquel il est aisé d'obvier en faisant
« ajouter quelques drachmes ou gros de sel
« de Carlsbad (sulfate de soude) dans un ou
« deux gobelets de l'eau thermale attiédie.

« ..... Ces diverses précautions ont dans
« tous les temps réglé l'usage des eaux de
« Carlsbad, et leur mode d'action les a mi-
« ses au premier rang de ces remèdes qu'on
« nommait encore, il n'y a qu'un demi-siè-
« cle, *désobstruants* et *altérants*.

« On les conseille dans les diverses affec-
« tions chroniques du bas-ventre, *faiblesses*
« *d'estomac*, aigreurs, gonflements, éructa-
« tions, constipation, irritations d'entrailles
« avec maux de nerfs; *obstructions* du foie,
« de la rate, du mésentère et de l'épiploon;
« jaunisse de diverses nuances, calculs biliai-
« res, *hypochondrie* avec visions, hémorrhoï-
« des sèches ou fluentes. On les emploie pa-
« reillement contre les maux de tête et les
« vertiges, contre la *goutte* et ses concré-
« tions, contre les dartres et les *scrophules*,
« de même que dans certaines affections uri-
« naires. »

David Becher, vers la fin du XVIIIe siècle, réduisait les vertus des eaux de Carlsbad aux cinq effets suivants :

1° Elles augmentent l'énergie des organes digestifs, qu'elles débarrassent des matières qui en obstruent la cavité, ou qui en entravent les fonctions.

2° Elles fondent et détruisent les engorgements ou obstructions du ventre, à raison des sécrétions qu'elles rendent plus abondantes.

3° Elles dépurent et renouvellent les humeurs, en leur offrant des issues plus nombreuses et plus accessibles.

4° Elles déterminent souvent l'expulsion de petits calculs urinaires, et délivrent le rein des graviers qui l'entravent et le font souffrir.

5° Enfin, elles ont fréquemment remédié à de graves maladies, en vertu d'une action tout aussi obscure que le paraissait elle-même la cause de ces affections.

Ceux qui ont éprouvé les bons effets de l'eau de Carlsbad savent combien l'énergie en est puissante, et combien est manifeste l'espèce de perturbation qu'elles suscitent dans toutes les fonctions. Les effets critiques en sont étonnants : elles commencent toujours par troubler excessivement les malades qu'elles doivent finalement guérir.

Voilà pourquoi on en défend l'nsage aux personnes sanguines, ou fort irritables : toute fièvre, toute inflammation, les rendrait dangereuses. — Elles sont manifestement nuisibles dans la phthisie pulmonaire, quel qu'en soit le degré, de même que dans les affections cancéreuses ou squirrheuses, et dans les maladies syphilitiques. M. de Carro assure qu'elles occasionent fréquemment une légère enflure des pieds, accident auquel les femmes sont plus exposées que les hommes, et qui a plus d'une fois persévéré pendant toute la durée du traitement. Elles aggravent toute hydropisie compliquée de l'engorgement de quelque viscère du ventre ou d'ailleurs, et n'exercent qu'une influence tout au plus équivoque sur les hydropisies existant sans altérations organiques. Elles ont ordinairement de bons résultats dans la leucorrhée, dans les pâles-couleurs, et dans les dérangements quelconques des mois des femmes. Elles rendent le teint plus vermeil, mais elles hâtent les progrès des anévrysmes, et les terminent parfois d'une manière funeste. — Il est faux qu'elles disjoignent les os réunis après fracture, en dissolvant d'anciens calus leur tenant lieu de ciment. M. le docteur Carro assure qu'elles favorisent évidemment l'expulsion des calculs biliaires et de la gravelle, et qu'elles remédient presque toujours aux accidents causés par l'usage immodéré ou inopportun du mercure.

Les propriétés des eaux de Carlsbad n'ont rien de bien distinct pour chaque fontaine. et cependant chacune des sources en particulier s'adapte avec prédilection à telle constitution plutôt qu'à telle autre. Il existe comme une sorte d'attraction entre certains tempéraments et certaines sources.

Ces eaux n'attaquent point l'émail des dents, ainsi que quelques personnes l'ont cru ou craint; mais elles agacent sensiblement celles des dents dont le nerf, mis à découvert, est en conséquence plus sensible. Tout travail contentieux est nuisible à qui fait usage des eaux de Carlsbad. — Il est essentiel de tempérer l'emploi de ces eaux thermales durant la menstruation et pendant la grossesse : car elles disposent aux hémorrhagies, notamment aux pertes utérines.

«... Les rochers de la vallée de Carlsbad, « observe M. Jean de Carro, sont comme « tapissés de poésies, bonnes ou médiocres, « en l'honneur des eaux de la contrée. »

Ajoutons qu'il faut être riche ou ambitieux pour aller à Carlsbad, tant c'est une ville d'aristocratie et de congrès.

—

EAUX DE TŒPLITZ.

Tœplitz est un bourg de Bohême, situé à 6 lieues N.-E. de Leitmeritz, et dont la population est d'environ 2,500 habitants. Le séjour de ce lieu thermal est fort agréable : les choses nécessaires y abondent ; celles qui ne sont que curieuses s'y rencontrent de même avec profusion. On compte là jusqu'à sept sources, la plupart très célèbres et très fréquentées. — Ces eaux, qui surgissent d'un porphyre rouge dont l'origine ignée est évidente, furent découvertes en 762 (Hayek), par des mineurs de Chemnitz.

La température des sources de Tœplitz est de 48 à 52° R. — Au rapport du docteur Hufeland qui en a vanté les vertus, toutes ces sources sont à la fois ferrugineuses-acidules, alcalines-gazeuses et salines-purgatives. Elles renferment du sulfate et du muriate de soude (sels de Carlsbad et de cuisinc), des carbonates de soude et de chaux, de l'oxide de fer, de l'acide carbonique à l'état gazeux, et de la silice. — Il est certain qu'elles ont une sorte d'analogie avec celles de Carlsbad, situées quelques lieues en-deçà. Elles sont, comme celles-ci, en même temps purgatives et toniques. On les emploie dans les mêmes occurrences que celles de Carlsbad, contre des maux semblables : on en boit, on s'y baigne, on en reçoit les vapeurs, etc. — Ces eaux sont transparentes, verdâtres, légèrement salées, mais sans odeur.

Les sources deTœplitz pourraient fournir, dans l'espace de 24 heures, au-delà de 400,000 litres d'eau minérale.

On compte en Allemagne plusieurs autres *Tœplitz*, *Töplitz* ou *Tölitz* (c'est-à-dire *rue chaude*). Tous ces lieux doivent leur nom à des eaux thermales : 1° Tœplitz en Moravie, près d'Olmultz ; 2° Tœplitz en Styrie, dans le cercle de Marbourg : ce dernier village porte aussi le nom de *Neuhaus*; 3° Tœplitz en Illyrie; et 4° Téplitz en Hongrie.

EAUX D'AIX-LA-CHAPELLE.

Aix-la-Chapelle, ou *Aachen*, ville prussienne d'environ 35 mille habitants, et qui jadis était le chef-lieu du département de la Roër, est située à 100 lieues E. de Paris, 14 O. de Cologne, 7 de Spa et 9 N.-E. de Liége. Cette ville occupe un joli vallon qu'avoisinent des montagnes bien boisées, dont l'aspect est agréable. L'air qu'on y respire est d'une grande pureté, et si doux, d'une température si égale, que beaucoup de baigneurs restent là toute l'année, sans discontinuer les bains un seul instant; et même beaucoup de malades y ont guéri pendant l'hiver.

Les eaux d'Aix-la-Chapelle étaient connues des Romains : Charlemagne, qui choisit cette ville pour capitale, en restaura les bains avec magnificence. Napoléon a depuis contribué aux embellissements d'Aix.—Cette eau thermale jaillit d'entre des couches de pierres calcaires et de grès micacé. D'abord captée dans des réservoirs bien abrités, elle circule ensuite par la ville, à peu près comme nos eaux d'Arcueil circulent dans Paris; puis elle se rend dans des maisons particulières, où sont établis d'élégants cabinets de bains.

Les eaux d'Aix sont limpides. Elles ont une odeur et une saveur sulfureuses que le refroidissement leur enlève. Une fois refroidies, elles perdent également leur transparence, et deviennent laiteuses comme celles de Bagnoles. Elles sont plus pesantes que l'eau distillée, avant même d'être dépouillées du gaz léger qui les imprègne.—Leur température est d'environ 46 degrés (Réaumur).

Les sources d'Aix-la-Chapelle sont nombreuses. On les distingue en hautes et basses sources. Elles alimentent divers établissements : les *bains de l'Empereur*, le *bain de Quirinus*, le *bain des Seigneurs*, le *Rosenbad*, etc. L'un des plus magnifiques, le *Herenbad*, fut bâti en 1710. Il était autrefois abreuvé par trois sources distinctes, qu'on désignait pieusement par les noms fort expressifs de *Paradis*, de *Purgatoire* et d'*Enfer*. Cette dernière était destinée à la petite propriété, les nobles réservant pour eux seuls le Paradis... Un autre édifice superbe, configuré en rotonde, réunit les différents jets de la source d'*Héloïse* (*Elisen Brunnen*). — On trouve ici, comme dans tous les grands établissements, des douches et des bains de vapeurs. — Près de là aussi existe une source ferrugineuse, froide comme la plupart des eaux ferrugineuses simples : on la nomme *Spaubrunn* (c'est-à-dire fontaine de Spa), à raison sans doute de l'espèce de similitude qu'on lui a trouvée avec l'une des sources de Spa, la Sauvenière ou le Pouhon peut-être.

Les eaux thermales d'Aix-la-Chapelle contiennent des sels abondants :

Beaucoup de muriate et de sulfate de soude ;

Des carbonates de chaux, de soude et de magnésie ;

De la silice ;

Sans doute aussi du sulfure de sodium,
Ainsi qu'une assez grande quantité de gaz acide carbonique et d'azote.

Elles ressemblent un peu aux eaux de Baréges, avec moins de puissance et moins de vertus. — On les emploie dans les engorgements chroniques des viscères, dans les paralysies, dans les maux topiques des membres, plaies, fistules, indurations, etc., ainsi que dans l'hypocondrie et plusieurs affections nerveuses. On vante aussi leur efficacité dans les maladies cutanées, et après l'usage abusif du mercure.

Outre les bains, dont la durée ordinaire est d'abord de 15 à 20 minutes, puis de 30 à 40 minutes, on emploie ces eaux en boisson. La dose varie beaucoup, selon les malades : les uns n'en prennent que deux ou trois verres dans la journée, tandis que d'autres en élèvent la dose quotidienne jusqu'à deux litres. A doses élevées, elles deviennent quelquefois purgatives, sans doute à cause des sels de soude dont elles contiennent de notables quantités.

Plus ces eaux sont chaudes, et plus elles sentent le soufre, et ont l'espèce d'amertume qui caractérise le gaz hydrogène, ainsi que les sels de soude et de magnésie.

Ces eaux doivent être employées avec prudence, car elles sont actives. On les coupe quelquefois avec le lait, quelquefois avec l'eau de Spa, etc. — On en fait usage aussi en lavements, en injections, sous forme de vapeurs, etc. — Le séjour d'Aix-la-Chapelle est agréable. Là on trouve à souhait toutes choses nécessaires ou superflues; et, quoiqu'il s'agisse d'une ville à congrès, on peut y vivre sans dépenses excessives.

Le docteur Reumont et feu le baron Lucas, l'ancien et spirituel inspecteur de Vichy, ont écrit sur les eaux d'Aix-la-Chapelle.

—

Audinac (Arriége), hameau situé dans le canton de Saint-Lisier, arrondissement de Saint-Girons, commune de Mont-Joie. — L'eau des sources est limpide et quasi inodore; elle renferme à la fois du gaz acide carbonique, des traces d'hydrogène sulfuré, du carbonate de fer, et plusieurs autres sels à base de chaux et de magnésie. Sa température ne s'élevant pas au-delà de 17° R., on est obligé de la faire chauffer, à l'instar de la source de Couterne, pour l'administrer soit en bains soit en douches. Elle est à peine assez abondante pour alimenter quatre douches et seize baignoires, ce qui est peu de chose. — On la prescrit avec succès contre les scrophules, et dans le rachitisme; elle convient également dans les anciens rhumatismes, comme aussi pour tarir des flux chroniques, pour exciter les menstrues et faire fluer les hémorrhoïdes. On en cite encore de bons effets dans l'hématurie si elle est passive, et elle l'est presque toujours. — Les buveurs d'eau d'Audinac éprouvent quelquefois des pesanteurs de tête, des étourdissements et comme un état d'ivresse. Tantôt ce breuvage constipe, et tantôt il purge.

BADEN ou BADE (en Suisse) *Aquæ helveticæ*, ou *Thermæ superiores*, est situé à 6 lieues E. d'Arrau, et à 4 lieues N.-O. de Zurich, sur la Limmat : les sources, au nombre de onze, sont à 1/4 de lieue de la ville. Dès l'époque où écrivait Tacite, s'il en faut croire cet historien, la ville de Baden commençait à déchoir de l'état de splendeur où ses eaux l'avaient élevée dès la plus haute antiquité.— L'eau de Baden offre une teinte opaline, une odeur sulfureuse, un goût douceâtre et comme nauséeux ; elle est onctueuse aux doigts. Sa composition, sa température (37° R.) et ses vertus, la rendent analogue à l'eau de *Carlsbad*. — On la prescrit principalement dans les maladies de la peau : elle adoucit et blanchit la peau, elle fortifie et assouplit les membres. Toute femme de 40 ans, s'il en existe, doit un voyage à Baden. — Ces eaux, mais surtout celle de la piscine publique, ont aussi la réputation de faire cesser la stérilité : beaucoup de femmes, en conséquence, s'y baignent en cachette pendant la nuit (Gendrin). — D'autres personnes ont l'habitude, à l'exemple des gens du pays, de se faire appliquer des ventouses dans le bain ; d'autres se font masser, ce qui est beaucoup plus doux. Autrefois on se baignait à Baden, comme à Loesche, en nombreuse compagnie et durant plusieurs heures ; une espèce d'officier, *commissaire de décence*, assistait alors à cette singulière cérémonie.

BADE-BADEN (Allemagne), *Thermæ inferiores*, est la ville capitale du margraviat de ce nom, lequel se trouve enclavé dans le cercle de Souabe. Résidence habituelle d'une petite cour princière, la jolie ville de Bade est célèbre avant tout par ses eaux thermales, qui ont attiré près d'elles, des diverses contrées de l'Europe, jusqu'à huit mille baigneurs dans le cours d'un été.

Baden tout court désigne cette petite ville, qui renferme à peine 3,200 habitants domiciliés, mais qui, pour trésor, possède jusqu'à vingt-six sources, dont plusieurs sont chaudes à 45° R. Elles fournissent toutes ensemble 7,345,000 pouces cubes d'eau par heure, c'est-à-dire plus de 14 millions de pieds cubes par jour. —La ville de *Bade-Baden*, ou Bade-sur-le-Rhin, est en effet située tout près de ce fleuve, à 7 l. S. de Carlsruhe, à 2 l. S.-E. de Rastadt, 14 N.-O. de Tubinge, et 8 N.-E. de Strasbourg.

Il existe plusieurs lieux qu'il est aisé de confondre avec ces deux dernières villes : 1° *Badems*, bourg d'Autriche, peu distant de Vienne (6 l. S.-O), renfermant des eaux thermales qui marquent de 27 à 29° R., et des piscines publiques, où peuvent se baigner à la fois depuis 40 jusqu'à 150 personnes.

2° *Baden-Hausen*, village thermal situé à 3 lieues de Seesen, dans le duché de Brunswick.

3° *Baden-Weiler*, village thermal dépendant du duché de Bade, et situé à environ 7 lieues S. de Fribourg (*aquæ sedis incertæ*).

EAUX SALINES THERMALES.

EAUX DE BAGNÈRES

—

Bagnères-de-Bigorre, Bagnères-Adour, qu'il ne faut pas confondre avec Bagnères-de-Luchon (p. 46), est une charmante ville qui doit à ses sources minérales et son nom et sa célébrité.—Située à 4 lieues de Tarbes et de Barèges, à 24 lieues de Toulouse, et à environ 200 lieues de Paris, Bagnères, à cause de sa situation même, et moins encore pour ses eaux que pour ses beaux sites et ses plaisirs, reçoit chaque année la visite des étrangers, curieux ou malades, qui voyagent dans les Pyrénées. Il est rare en effet que les riches habitués de Barèges, de Cauterets, de Bonnes et de Saint-Sauveu r, reprennent le chemin des grandes villes sans avior assisté au spectacle de Bagnères, sans avoir fréquenté ses bals, galoppé dans ses magnifiques salons, parcouru ses belles promenades, admiré ses cascades, frémi à l'aspect de ses rochers, et sans conserver sur leurs tablettes quelques croquis des vues de Bigorre et de Campan, que la plume poétique de M. Ramond a justement célébrées. On s'était fait villageois, montagnard et quasi sauvage, en parcourant les Pyrénées; mais à Bagnères on redevient citadin et sensuel: on retrouve là le Vaudeville de la rue de Chartres, le Véfour du Palais-Royal, le Ranelagh du bois de Boulogne, mieux que les Tuileries en fait de promenades, aussi bien que l'hôtel Meurice quant à la vie confortable, à la fois les festins de province et la politesse aisée de Paris. Aussi est-ce à Bagnères que se donnerendez vous la société ambulante des Pyrénées; c'est là qu'on vient mutuellement se faire confidence de ses secrets de voyage, mutuellement se raconter ses chères aventures, et quelquefois finir un roman commencé sous d'autres ombrages. Enfin c'est à Bagnères qu'on fait le premier essai de la santé qu'on a recouvrée à force de douches, en recommençant la vie mondaine qui l'avait compromise.

D'ailleurs les eaux de Bagnères méritent bien qu'on allonge un peu sa route à cause d'elles. Sans avoir les vertus décidées des eaux de Bonnes et de Barèges, elles en ont de réelles, et qui leur sont particulières. Quoi que'en dise M. Anglada, elles ne sont pas tout-à-fait dépourvues de principes salins. La chimie y a démontré des sulfates de soude, de chaux et de magnésie ; des muriates de soude et de magnésie ; des carbonates de magnésie, de soude, de chaux et de fer : aussi ont-elles une saveur saisissante et légèrement salée. La température de la plupart des sources est fort élevée. — Originairement de la même nature que les sources sulfureuses des Pyrénées, dit un chimiste célèbre, sans doute elles ont subi dans le sein de la terre, au cœur des montagnes, des altérations qui auront apparemment converti leur sulfure de sodium en simple sulfate.

La réputation des eaux de Bagnères remonte fort haut. Quelques inscriptions non équivoques et des débris de monuments caractéristiques attestent qu'elles étaient connues et estimées des Romains. Toutefois, comme les eaux ont aussi leurs vicissitudes, la mode, dans le dix-huitième siècle, après les avoir long-temps préconisées, tout à coup les délaissa; de sorte qu'à l'époque de la restauration, il y a 20 ans, Bagnères était dans un état complet de délabrement. Heureusement le préfet d'alors eut la sagesse de comprendre que, pour ramener le public, il fallait le préserver de toute fraude, s'occuper de son bien-être, et lui ménager des plaisirs. Il sut mettre toute la sollicitude d'un bon administrateur à rendre à Bagnères son ancienne prospérité.

Les sources de Bagnères sont des plus abondantes de France ; elles composent comme une méditerranée d'eaux à demi bouillantes; il n'y a pas moins de vingt à trente sources considérables à Bagnères, et la température de ces thermes varie depuis 13° jusqu'à 40° R., circonstance propice au traitement de maladies si diverses en des hommes eux-mêmes si diversement susceptibles.

A l'instigation de l'inspecteur des eaux, le docteur Gauderax, et par les soins d'un préfet homme de mérite, un grand établissement fut donc fondé à Bagnères il y a une quinzaine d'années.

Huit des sources les plus réputées de l'endroit alimentent ce bel établissement et sont renfermées dans son enceinte : la *Reine*, le *Foulon*, le *Dauphin*, le *Roc de Lannes*, les *Yeux*, le *Saint-Roch*, etc.—Il existe beaucoup d'autres sources thermales à Bagnères : la *Santé*, le *Pré*, le *Salut*, les *Bains Mora*.

Avec ses six mille habitants, la jolie ville de Bagnères peut recevoir favorablement de trois à quatre mille étrangers : car il faut remarquer que les habitants des villes à eaux minérales bâtissent pour les visiteurs plus encore que pour eux. Là, les *chambres d'amis* ne sont ni moins vastes ni moins commodes que celles du maître de maison. C'est là qu'il faut aller pour vérifier jusqu'à quel point l'égoïsme peut ressembler à l'abnégation la plus parfaite. — Bagnères est annuellement visité par trois à quatre mille curieux, et par douze à quinze cents malades, qui, tous ensemble, prennent de trente à quarante mille bains, sans compter les douches, les bains de vapeurs et les fumigations. On calcule approximativement que ces cinq à six mille visiteurs laissent à Bagnères de trois à quatre cent mille francs durant la saison des eaux, ce qui suffirait presque pour alimenter la ville entière une partie de l'année. Si l'on ajoute à cela le produit des autres eaux thermales des Hautes-Pyrénées, on verra que les eaux, à elles seules, entrent pour environ un cinquième dans le total des produits du sol de ce département, et qu'elles donnent presque le double des impositions.

Bagnères est intéressé à la prospérité des autres établissements des Pyrénées : on ne va guère à Bagnères pour Bagnères même ; mais il est rare qu'on aille à Cauterets ou à Baréges sans rendre visite à Bagnères.

Cette ville est d'un séjour d'autant plus agréable, qu'on n'y rencontre ni casernes ni hôpitaux militaires, comme à Baréges.

Les eaux de Bagnères n'ont de vertus bien spécifiques que contre les engorgements des entrailles, et contre les pâles-couleurs et les affections hypocondriaques. Elles sont un peu laxatives, et favorisent le retour ou l'accomplissement des hémorrhagies. On se trouve également bien de leur usage dans les engorgements du foie, dans quelques inflammations chroniques, et dans les hémorrhoïdes. On les conseille aussi dans les maladies de la peau, dans les vieilles blessures;

mais celles de Baréges leur sont préférables; —dans les maladies de nerfs, dans les tremblements, mais les eaux de Saint-Sauveur valent mieux ;— dans les maladies de poitrine, mais il est plus prudent d'aller à Bonnes ou au Mont-Dore;—dans les rhumatismes articulaires, mais ordinairement les eaux de Bourbonne et de Balaruc réussissent mieux ;— dans les maladies de l'estomac, mais pour cela nulles eaux ne sont comparables à celles de Spa et de Vichy ;—dans les coliques néphrétiques, mais il faut leur préférer Contrexevile, Vichy et Saint-Nectaire;—dans les scrophules, dans les leucorrhées, mais il y a plus de succès à espérer, tantôt des eaux de Forges, et tantôt des établissements de Cauterets et de Luchon. Enfin elles n'agissent souverainement que dans les cas de constipation persévérante et d'engorgements d'entrailles, de même que chez les jeunes filles dont la menstruation est retardée, difficile ou irrégulière. — Les eaux de Bagnères ont quelque analogie avec celles de Plombières, auxquelles pourtant je les préfère.

EAUX DE BOURBONNE-LES-BAINS.

Bourbonne-les-Bains, *Aquæ Borvonis*, ville célèbre pour ses eaux salines et thermales. Elle est située dans le diocèse et à 7 lieues E. de Langres, dans le département de la Haute-Marne, à 15 lieues S.-E. de Chaumont et à 72 lieues S.-E. de Paris. C'est une cité de 3,400 habitants, d'environ 820 maisons, et pouvant recevoir 1000 à 1200 étrangers, sans compter les militaires. Bâtie à la fois sur le plateau d'une colline et dans les deux vallons adjacents, elle occupe la partie sud-est du Bassigny, pays beaucoup plus exhaussé que son nom ne le ferait penser. Des deux vallons dont nous venons de parler, l'un est au nord du plateau central, et plus évasé que l'autre ; la petite rivière de l'Apance l'arrose de ses eaux. Le vallon du sud, beaucoup plus étroit, contient les sources thermales, aussi bien que le ruisseau de Borne, qui, une lieue plus loin, va se jeter dans l'Apance. Il résulte de cette disposition des lieux que, si les sources thermales de Bourbonne sont à l'abri des vents du nord à cause du plateau qui les surmonte, en revanche elles sont beaucoup plus exposées aux inondations que le vallon opposé : car les grandes pluies qui accompagnent ordinairement les vents du sud ou du sud-ouest frappent le côté sud du plateau, et ne tardent pas à submerger le petit vallon du midi. Toutefois ces inondations, assez fréquentes à Bourbonne, et qu'on a vues quelquefois assez grandes pour élever l'eau à 5 pieds dans les rues les plus basses (mai 1822), sont heureusement d'une durée fort courte : les eaux en effet s'écoulent facilement vers la Méditerranée, par la Saône, qui les reçoit immédiatement de l'Apance, à Châtillon.

On trouve à Bourbonne un hôtel-de-ville,

édifice moderne et de bon goût ; une vieille église, qui menace ruine depuis les ravages de l'incendie de 1717, un hospice civil, un hôpital militaire contenant 550 lits, 3 écoles primaires, et 4 promenades publiques assez belles, surtout celle de Montmorency : dans ce moment on renouvelle les arbres de la promenade d'Orfeuil.

Le territoire de Bourbonne n'a pas moins de 5 lieues de circonférence : environ les deux tiers sont en bois communaux et autres, le quart en terre à labour, le reste en vignes et prairies.—Bourbonne, avec ses dépendances et ses alentours, forme comme un vaste bassin borné circulairement par un amphithéâtre de monts et de plateaux donnant à son enceinte un aspect pittoresque, qui ne guérit point l'ennui, mais qui le dissipe. Le pays n'est ni beau ni riche; néanmoins les productions en sont diversifiées et assez abondantes. Le vin de l'endroit est excellent, mais il n'est pas transportable. Il est malheureux que pour en récolter davantage on substitue le raisin *gamet* au *pineau*, qui est bien plus délicat.

On remarque que la température de Bourbonne est très variable. Toutefois elle est ordinairement de 14° R., terme moyen, pendant la saison des eaux, c'est-à-dire depuis le 1er juin jusqu'au 1er octobre. L'atmosphère de Bourbonne est donc moins chaude que celle de Paris, lieu pourtant plus septentrional. Cette particularité dépend de l'élévation de Bourbonne au-dessus du niveau de la mer, exhaussement tel, que le mercure y descend quelquefois, dans le tube d'un baromètre, jusqu'à 27 pouces et même au-dessous : M. Renard l'a vu descendre jusqu'à 26 pouces, dit-il, par un temps d'orage, le 24 décembre. — Cette situation de Bourbonne y rend les pluies fréquentes, les orages et les ouragans redoutables : il y a plu 125 jours, assure M. Virey, dans la seule année 1819; et cependant les montagnes environnantes, très élevées, préservent cette ville de beaucoup d'orages, qu'elles lui soutirent.

Quand je dis que Bourbonne est un lieu

élevé, je parle dans le sens absolu : car, relativement aux montagnes qui l'entourent de toutes parts, cette ville est dans un fond ; elle forme comme le centre d'un entonnoir dont les bords très proéminents seraient représentés par des monts et des plateaux. Lorsqu'on y arrive de Paris, on n'aperçoit de Bourbonne que son clocher, qui apparaît au-dessus des montagnes, et qui trompe le voyageur sur la distance qu'il lui reste à franchir.

On trouve à Bourbonne trois sources thermales distinctes : — 1° la fontaine *Chaude*, ou *de la Place*, ou *Matrelle*, dont la température est de 46 degrés et demi, et la source abondante. C'est à cette fontaine que se rendent les buveurs. On boit de cette eau sans la laisser refroidir, et cependant elle ne cause ordinairement aucune vive cuisson à l'intérieur. Il faut remarquer néanmoins que l'on ne plongerait pas impunément dans cette fontaine, non plus que dans la suivante : la peau serait rapidement rubéfiée, puis brûlée ; on cite même de funestes effets de pareilles immersions. « Cette année, dit Diderot, un enfant s'y laissa tomber ; en un instant, il fut dépouillé de sa peau, et mourut. » Il est vrai qu'alors (en 1770), s'il faut en croire Diderot, la température de cette fontaine était de 55° R. à la surface, et de 62 dans la profondeur. L'eau de cette source durcit un œuf en vingt-quatre heures. — 2° Le *Puisart*, ou la source des *Bains civils*, dont la température est de 45° R. — 3° La fontaine des *Bains militaires*, 40° R. On la nomme encore dans les vieux livres le bain *Patrice*, probablement en mémoire de la guérison de *Jatinius* et de sa fille.

Les eaux de Bourbonne sont claires, incolores, d'une odeur un peu sulfureuse, d'un goût très analogue à celui du bouillon de veau salé (Fodéré), et rudes à la peau. Un peu plus pesantes que l'eau distillée, elles marquent 2° 7 à l'aréomètre de Baumé. La température, si l'on en juge par les auteurs, en varie notablement. Les trois sources réunies fournissent, dans l'espace de vingt-quatre heures, environ 3,000 pieds cubes d'eau, ce qui permettrait d'administrer plusieurs milliers de bains par jour.

Il se dégage des sources une grande quantité de gaz azote, ce qui les rend toujours bouillonnantes, dans les temps d'orages principalement. Cela va souvent alors jusqu'à éclabousser l'eau à d'assez grandes distances. —Peu d'eaux sont plus salines que celles-ci. Un litre (2 livres) donne à l'analyse chimique :

Environ	100	grains de muriate de soude.
	16	grains de muriate de chaux.
	3	grains de carbonate de chaux.
	15	grains de sulfate de chaux.
	16	grains de sulfate de magnésie.
Total...	150	grains de sels par litre d'eau.

On dit également qu'on y a trouvé, outre une petite quantité de brôme, un peu de fer que l'aimant peut soustraire aux boues desséchées. Quant au gaz qui s'en dégage, il paraît que c'est de l'azote pur, ou à peu près pur (M. Longchamp). Sa présence provient probablement des résidus de l'air que l'eau entraîne avec elle dans les gouffres ou souterrains où elle se minéralise on ne sait comment ; et si l'oxygène en a été séparé, cela paraît tenir aux combinaisons qu'il aura contractées avec les substances minérales qui, comme on sait, ont pour ce gaz une grande avidité.

M. Athenase, pharmacien, auteur d'un excellent travail sur ces eaux, assure qu'il a trouvé mêlés à l'azote une quantité notable de gaz acide carbonique et un peu d'oxygène.

Les eaux de Bourbonne sont employées avec succès dans les maladies scrophuleuses, dans les rhumatismes musculaires chroniques, à la suite des fractures mal consolidées et des entorses, et pour les douleurs qui survivent à d'anciennes blessures ; mais leur efficacité est surtout manifeste dans les *plaies d'armes à feu*, de même que dans les paralysies dont l'apoplexie est innocente. Elles ne conviennent ni dans la syphilis, ni dans la goutte, ni contre les maladies de la vessie ou de la peau, qu'elles aggraveraient immanquablement, au lieu de les calmer ou de les guérir. Il est quelques écoulements chroniques que ces eaux ont la vertu de tarir ou de modérer, à cause de l'irritation qu'elles déterminent vers la peau. Elles produisent en quelque sorte l'effet d'un sinapisme universel et inoffensif. — Les eaux dont nous parlons conviennent principalement aux tempéraments lymphatiques, aux hommes difficiles à exciter, durs ou peu sensibles; il en faut soigneusement défendre l'usage aux personnes nerveuses, susceptibles, maigres, délicates, ou très sanguines, ainsi qu'aux très jeunes personnes.

Le docteur Renard réfute avec chaleur un mot devenu banal, et dont on a voulu tirer de fâcheuses conséquences contre les eaux de Bourbonne. On les accuse *de ne pas être indifférentes*.... M. Renard prouve très bien qu'il n'est pas de remède de quelque efficacité auquel on ne puisse appliquer ce reproche, si c'en est un.

Ce qui paraît constant, c'est que ces bains, qui ont guéri tant de maladies, n'en donnent point aux personnes bien portantes. Tous les bourgeois de Bourbonne, quel que soit leur âge ou leur sexe, en usent toute l'année sans inconvénient.

On prend ordinairement dans une *saison* de vingt à vingt-sept bains à la température de 29 à 30° R. tout au plus. On est obligé par conséquent de laisser refroidir l'eau des sources, et, à cet effet, on élève, la veille, dans des réservoirs en plomb, à l'aide de cordes à nœuds, toute l'eau dont il sera besoin le lendemain pour mitiger et tempérer l'eau trop chaude des sources. Chaque bain dure 30 à 40 minutes; il serait souvent dangereux d'y séjourner beaucoup plus longtemps.

Les douches soulagent les douleurs locales.

Elles ne sont pas placées dans les cabinets de bains, ainsi qu'on le voit dans d'autres établissements; elles en sont séparées.

On a coutume de prendre les douches à la température de 38 à 40 degrés Réaumur, et on les reçoit de préférence sur la colonne vertébrale, sur le sacrum, au-dessus de la clavicule, et en général suivant la direction des nerfs, évitant toutefois de les faire tomber ou sur la tête, ou trop immédiatement sur les parties douloureuses. La durée des douches ne doit guère excéder 10 minutes, après quoi il faut prendre un bain, puis se remettre au lit et se rendormir.—Ces eaux déterminent ordinairement de grandes transpirations. —Quelques personnes se contentent de boire à la fontaine. Une pinte ou deux tout au plus doivent composer la dose de chaque jour: car, à doses plus élevées, on s'expose à des coliques, à des gonflements, à des assoupissements, à des dérangements d'intestins et à la perte de l'appétit. L'essentiel n'est pas de boire des cruches d'eau chaude: il faut que ce liquide passe sans causer de souffrances; il faut pouvoir le digérer. Il est vrai qu'un vieux médecin nommé Juy, cite des malades qui, de son temps, buvaient jusqu'à 80 verres d'eau dans une seule matinée : c'est à peu près 20 livres ou 10 litres. Mais ce sont là des excès qu'il faut laisser aux ivrognes de profession.— On a quelquefois fait usage dans certaines maladies locales des *boues* de Bourbonne, à peu près comme de celles de Saint-Amand ou de Bourbon-Larchambault; mais cela n'est plus de mode aujourd'hui.

L'établissement civil de Bourbonne renferme 50 et quelques cabinets de bains, 16 cellules à douches; 2 bains de vapeurs, dont personne ne fait usage; et de plus deux piscines pour les pauvres. C'est maintenant une propriété de l'état, depuis que le gouvernement de Napoléon s'en empara, fort heureusement pour la ville, en 1812. Je dis *heureusement*, à cause des embellissements et accroissements utiles qui en sont résultés. Les eaux rapportent à peu près 20,000 fr. chaque année. Il est juste de dire que cet établissement n'a jamais autant prospéré que sous le régisseur actuel, M. Walferdin père. Année commune, il ne vient pas à Bourbonne beaucoup moins de 800 malades civils, sans y comprendre 4 à 500 amis de malades ou simples amateurs, et tout ce monde ne jette pas dans le pays moins de 3 à 400 mille francs par an. — Quant à l'hôpital militaire, Louis XV le fonda en 1732, et Louis XVI l'agrandit en 1785. 6 à 800 militaires y sont traités chaque année aux frais de l'état, ce qui accroît d'autant la richesse du pays. Il n'existe guère en France que deux autres hôpitaux militaires établis pour l'usage des eaux. — On trouve à 2 lieues de Bourbonne, au village de *La Rivière*, une eau *ferrugineuse froide*, dont on prescrit l'usage aux estomacs faibles, ainsi qu'aux jeunes personnes affectées de pâles-couleurs, et aux malades qui souffrent de la vessie. On s'en procure aisément à Bourbonne même, sans se déplacer.

Un très grand avantage pour Bourbonne, c'est de posséder plusieurs médecins hommes de mérite. Le chirurgien militaire, M. Therrin, est un praticien estimé; et le vénérable docteur Ferra est un de ces médecins de la vieille roche, qui malheureusement deviennent plus rares de jour en jour. — M. Renard (Athanase), le médecin inspecteur actuel, joint à ces fonctions spéciales celles de maire. C'est non seulement un homme instruit, mais un littérateur distingué, un poète plein de verve.

Je conseillerais à mon estimable collègue de publier une nouvelle édition de son *Traité des eaux de Bourbonne*, ne fût-ce qu'en raison du chapitre des étymologies et des antiquités, choses si heureusement rajeunies tout récemment par M. J. Berger de Xivrey.

On a découvert à Bourbonne un grand nombre d'antiquités, qui toutes attestent et la date toute romaine de la célébrité de ces eaux, et le dieu qu'y révéraient nos pères, comme aussi le nom qu'ils lui donnaient. On y a trouvé des pierres gravées, des médailles romaines, des inscriptions, des *ex voto*, un bouc en bronze, et le tombeau d'un comédien romain nommé, croit M. de Xivrey, *Rocabajus*, avec une épitaphe distincte, et une tête de singe. Les divinités jadis révérées à Bourbonne paraissent s'être nommées *Borvo*, ou *Apollon-Borvo*, et *Damona* ou *Tamona*; du moins les inscriptions votives portent pour dédicace initiale : *Borvoni et Tamonæ*, ou bien *Apollini Borvoni et Damonæ*. Il semblerait d'après cela que tels furent les dieux topiques de Bourbonne chez nos ancêtres les Gaulois. —La principale et la plus ancienne inscription concerne un fonctionnaire romain du nom de *Jatinius Romanus Ingenuus*, lequel accomplissait un vœu pour la guérison de sa fille *Cocilla*; inscription au sujet de laquelle il s'est déjà élevé plus de contestations et de disputes que la table votive en question ne contient de caractères. On trouve, entre autres difficultés équivoques dans cette inscription, à la suite d'un T isolé au bout de la première ligne, un malencontreux trou de balle qui a peut-être inspiré plus de conjectures que la fameuse dent d'or, que le cheveu miraculeux de Nisus ou les os souterrains du mammouth.

On est loin aussi de s'accorder quant à l'étymologie du mot de *Bourbonne*. Quelques écrivains, ayant lu, dans Aimoin, *Vervona* au lieu de Bourbonne, en ont conclu que ce dernier mot venait de deux mots de la langue celtique ou slavone, *ver* ou *ber*, très chaud, et *vona*, fontaine, comme qui dirait *chaude fontaine*. On n'a pas manqué ensuite d'étendre cette interprétation à Bourbon-Larchambault, à Bourbon-Lancy, puis à la province du Bourbonnais, et à la famille même des Bourbons.

On s'est souvent plaint de la vie ennuyeuse de Bourbonne, et de la difficulté de s'y distraire. Certains habitants de la ville avaient proposé d'augmenter le nombre des promenades, et d'acheter le château pour y centraliser les amusements; mais cette belle propriété a été acquise en 1812 par un riche particulier nommé M. I. Lahérardy, qui met noblement ses beaux jardins et leurs promenades à la disposition des habitants de la ville et des baigneurs étrangers. Les plaisirs, toutefois, ne seront jamais bien vifs à Bourbonne : on rencontre là trop d'invalides ; l'hôpital y joue un trop grand rôle. Puis, la ville de Bourbonne est ou trop petite ou trop rapprochée des eaux, et cela oblige les baigneurs aussi bien que les habitants à une sorte de représentation assujétissante.

Il faut, pour la vie des eaux, des bois sauvages, des montagnes ou de grandes villes, des lieux enfin où l'on puisse vivre libre et inaperçu. D'ailleurs, comment composer des quadrilles avec les rhumatisants et les vieux blessés qui vont chercher à Bourbonne la fin ou du moins l'adoucissement de leurs souffrances ?

J'ai dit que les eaux de Bourbonne étaient particulièrement souveraines contre la paralysie. On raconte à ce sujet beaucoup d'exemples de guérisons rèmarquables. C'est à Bourbonne que l'abbé Mangenot, merveilleusement guéri d'une paralysie au bras droit, écrivit ces vers, pas trop mauvais pour un paralytique, mais fort dépaysés sous une main tremblante :

Revenez sous mes doigts, instrument que j'adore,
Plume que je tirai de l'aile de l'Amour :
Trop heureux si ce dieu daignait sourire encore
Comme il sourit au premier jour.

L'amour aurait trop à faire s'il lui fallait sourire à tous ceux qu'il a paralysés !

—

EAUX DE PLOMBIÈRES.

Bourg chétif ou village important, Plombières est situé à 89 lieues E. de Paris, à 5 lieues d'Épinal, 3 l. S. de Remiremont et 24 de Nanci. Trois cents maisons, servant d'asyle à environ 2,000 habitants, composent cette bourgade, qui, en outre, peut donner l'hospitalité à 4 à 500 étrangers, baigneurs ou autres. Quoique situé dans une vallée paraissant profonde à cause des montagnes qui la circonscrivent, le bourg de Plombières et ses sources thermales sont pourtant à une élévation de plus de 1,225 pieds au-dessus du niveau de la mer. C'en est assez pour raffraîchir la température de l'air durant les saisons chaudes où l'on y va prendre les eaux. La vallée de Plombières est traversée par un torrent nommé l'*Eau-Gronne*.

Trois belles routes font communiquer Plombières avec les villes voisines. « On « trouve sur la route qui conduit à Remire- « mont une promenade fort belle, mais un « peu triste : on préfère avec raison le che- « min de la Filerie, qui conduit à un bois « très agréable...... La vie animale est assez « bonne, mais chacun se fait servir chez soi, « ce qui met obstacle à ces relations promp- « tes autant qu'agréables qu'il serait si utile « de former aux eaux. » (*Ouvrage cité.*)

Les sources de Plombières sont nombreuses ; les principales sont : 1° le *Grand bain*, ou *bain des Pauvres*, dont la température est d'environ 50° R. ; — 2° le *bain des Dames* (43° R.) : ce bain appartenait dans l'ancien régime aux dames de l'abbaye de Remiremont ; — 3° la *source du Chêne* ou du *Crucifix* (40° R.) : c'est la source où se rendent les buveurs, personne ne s'y baigne ; — 5° le *trou des Capucins* (41° et 36° R.) : cette fontaine est divisée en deux parties, dont la température est différente ; — 5° la *source des Etuves* ou de *Bassompierre* (42° R.) ; — 6° la *source d'Enfer* (52° R.) : elle alimente le *bain Neuf* ou *Royal*, établissement qu'on a terminé en 1819, sous Louis XVIII. On trouve là, communiquant les uns avec les autres, des cabinets de bains, des cellules à douches et des étuves.

Les différentes sources de Plombières alimentent soixante-sept cabinets de bains et de douche, renfermant cent quarante-six baignoires, les unes en bois, au nombre de quatre-vingt-quatorze ; les autres en cuivre, cinquante ; et dix piscines en outre.

D'après feu M. Vauquelin, les eaux thermales de Plombières sont composées ainsi qu'il suit :

Carbonate de soude.	1 grain.
Sulfate de soude	2 grains.
Muriate de soude.	1 grain.
Matière animale, espèce de glairine ou de *barégine*. .	1 grain.

(L'intervention de quelques gouttes d'acide

précipite aussitôt cette matière en flocons rougeâtres.)

Silice.	1 grain.
Carbonate de chaux. . . .	1/2 grain.
Eau.	32 onc.

C'est donc moins de sept grains de substances salines par pinte d'eau.

Outre les sources chaudes, on trouve encore à Plombières :

1° Une *fontaine ferrugineuse froide*, à laquelle on attribue plusieurs noms;

2° Plusieurs *sources* dites *savonneuses tièdes* (11 à 13° R.), dont on prescrit quelquefois l'usage à des malades trop délicats pour employer sans inconvénient les sources thermales.

Les eaux de Plombières sont limpides, incolores, à peu près insipides; elles ont une sorte d'odeur fade, que M. le docteur Gendrin compare à celle de la glu. Peu chargées de sels, elles ont, ou peu s'en faut, la même pesanteur que l'eau commune. Renfermées dans des bouteilles, M. le docteur Grosjean, l'inspecteur de Plombières, les a vues geler, ce qui n'a jamais lieu dans les fontaines.

Quoique onctueuses à la main, les eaux de Plombières ont des propriétés excitantes, comme, au reste, toutes les eaux minérales. On les conseille contre les rhumatismes chroniques, contre la paralysie non apoplectique, dans quelques engorgements des membres et des viscères du ventre, dans les gastrites chroniques, et pour exciter les mois des femmes. La source des Capucins a souvent amélioré les flueurs blanches, et les fontaines savonneuses ont quelquefois adouci des irritations nerveuses.

On boit ordinairement de quatre à cinq verres d'eau à la source du Crucifix. Le docteur Gendrin dit que celle des Dames est plus légère. On mitige quelquefois cette eau, soit avec quelque infusion aromatique, soit avec l'eau de Bussang. Aux repas, on boit ordinairement de l'eau puisée à la source ferrugineuse. — Quant aux bains, quant aux douches et aux étuves, on les prend ici comme partout. Toutefois on a coutume à Plombières d'user des eaux durant vingt-un jours, après quoi on se repose quinze jours ; puis, si la guérison n'est pas encore accomplie, on recommence quelquefois vingt autres jours de traitement.

Les bains de Plombières étaient fréquentés dès l'antiquité par des malades de tous les pays du monde. Un peu négligés et délaissés vers la deuxième partie du dix-huitième siècle, le roi de Pologne Stanislas y ramena l'affluence et les plaisirs par sa présence en Lorraine, et par des bienfaits dispensés avec intelligence. C'est à ce roi que Plombières fut redevable de plusieurs édifices utiles, de ses promenades couvertes, des arcades de la place, etc.

« A trois quarts de lieue de Plombières, « dit M. Vaïsse de Villiers dans son utile « *Itinéraire de France* (Paris, Jules Renouard), « se trouve une éminence nommée *la Feuil-* « *lée*, vers laquelle la plupart des étrangers

« dirigent leurs promenades, au moins une « fois durant leur séjour aux eaux, afin de « jouir de la vue du beau vallon appelé *Val-* « *d'Ajol* ou *Val-d'Ajou*. Ce vallon offre une « perspective vraiment intéressante, qu'ani- « ment à la fois une riche culture et une mul- « titude d'habitations éparses..... Mais une « chose plus intéressante encore que ce val- « lon, c'est la respectable famille d'agricul- « teurs qui l'a peuplé et fertilisé.... Elle en « porte le nom, sous lequel elle est encore « plus connue que sous son nom véritable, « qui est celui de *Fleuron*. De père en fils, les « Val-d'Ajous ont voué leur zèle à cette par- « tie de la chirurgie qui a pour objet de réduire « les luxations des os et d'en cimenter les frac- « tures. »

Les personnes qui voudraient connaître plus complétement Plombières et ses eaux thermales n'ont qu'à lire une brochure spéciale qu'a dernièrement publiée M. Grosjean fils, ainsi que le *Voyage à Plombières*, par M. Piroulh des Chaumes.

« Plombières, dit un auteur moderne, est « l'établissement thermal le plus important « que nous ayons dans l'est. Par sa situation « même, il mérite toute l'attention de ceux « qui administrent le pays; car si les gouver- « nements ont coutume de considérer les eaux « minérales sous le point de vue politique, « cela devient plus particulièrement un de- « voir pour eux quand il s'agit de sources « célèbres qui sont situées près des frontiè- « res. »

On a donné au mot *Plombières* plusieurs étymologies différentes. Les uns le font naître de la croyance erronée où l'on était jadis que les eaux de ce lieu contenaient du *plomb;* d'autres le font dériver tout uniment de l'habitude qu'ont encore quelques bourgeois de Plombières d'aller plumer la volaille aux sources chaudes : *plumaria.*

—

EAUX DE BOURBON-LARCHAMBAULT.

Nous écrivons Bourbon-Larchambault sans apostrophe, absolument comme Bourbon-Lancy ; ces deux surnoms de lieux doivent prendre une orthographe analogue, puisque l'origine en est homogène et contemporaine. (Voyez *Bourbon-Lancy*.)

Bourbon-Larchambault, qu'on nomma *Burges* sous la Convention, est une petite ville d'environ trois mille habitants, qui n'est qu'à 6 lieues O. de Moulins, qu'à 20 lieues S.-E. de Bourges, 78 lieues S. de Paris, 19 lieues S. de Nevers, 45 de Lyon et 17 de Vichy.

La ville est située dans un joli vallon: assez bien bâtie, les quatre collines qui l'entourent lui forment comme une sorte de paravent, circonstance propice à l'égalité de la température et à l'effet salutaire des eaux. Le ciel est beau comme le pays ; l'air est d'une douce chaleur ; les zéphyrs seuls l'agitent, à cause du rideau circulaire formé par les montagnes. Les productions sont variées, pas très hâtives, mais abondantes : la vie dans ce lieu est peu coûteuse. — Des promenades embellissent la ville ; on distingue par-dessus tout celle que fit planter Gaston d'Orléans, que son frère, Louis XIII, avait exilé à Bourbon. Des vingt-quatre tours dont le château de cette ville était originairement flanqué, il en subsiste encore quatre, parmi lesquelles se trouve celle qui a toujours porté le singulier nom de *Quiqu'en-grogne*. — Le sol est assez convenablement mitigé ; l'argile, le silex et la terre calcaire s'y allient dans de bonnes proportions. On trouve, dans les environs, des minerais de fer, et peut-être est-ce là l'origine de cette source ferrugineuse froide, nommée *Jonas*, qu'on voit sourdre à Bourbon-Larchambault. (p. 247). — L'origine de la grande source thermale est inconnue; elle jaillit, bouillonnante et bulleuse, au midi de la ville, sur la place des Capucins; des tubes conducteurs la portent ensuite à l'établissement thermal, où se trouvent seize cabinets de bains pourvus de douches. — Ces eaux sont claires, parfaitement incolores; réunies en grandes masses, elles paraissent néanmoins comme verdâtres, de même que l'air amoncelé paraît bleu. Cette teinte d'ailleurs est due en partie aux conferves dont les parois du bassin sont comme tapissées. La saveur en est un peu âcre, analogue à celle d'une lessive légère; refroidies, elle donnent au goût et à l'odorat une impression comme sulfureuse. Prises à la source même, la température en est élevée (48° R., ou 60° C.), la température atmosphérique étant de 20° R. (Observation de M. Faye).

L'analyse chimique a démontré dans cette eau thermale : 1° de l'acide carbonique libre; 2° du bi-carbonate de soude (tout comme dans les eaux *mousseuses* ou *acidules*) ; 3° du muriate de soude; 4° du sulfate de soude; 5° du carbonate de chaux en petite quantité; 6° un peu de fer et de silice; et 7°, comme singularité rare et digne d'être notée, une dose presque imperceptible d'un sel à base de *potasse* (qu'on retrouve, avec quelques modifications, dans l'eau sulfureuse d'Enghien). — Les bulles gazeuses qui apparaissent à la surface de l'eau, et dont le dégagement rend celle-ci bouillonnante, sont formées d'un mélange de gaz acide carbonique et d'azote. Ces eaux thermales ont la même densité, la même pesanteur que l'eau distillée. Elles sont ordinairement couvertes d'une pellicule blanchâtre et onctueuse, qui provient apparemment de la chaux que l'acide carbonique rend insoluble, ainsi que d'un peu de fer qui s'oxide de plus en plus à mesure que l'acide carbonique abandonne l'eau qui contenait ce métal à l'état de dissolution. Un autre effet provenant de la même cause, c'est ce dépôt, à la fois calcaire et ocracé, qui occupe le fond du bassin. Vraisemblablement, les incrustations épaisses des conduits ont une origine analogue. On trouve aussi dans les égouts de l'établissement une *boue noire*, presque aussi hydrogénée que celle de Saint-Amand, et qu'on a fait servir quelquefois aux mêmes usages.

C'est à tort qu'on a regardé comme merveilleuses et *d'outre*-physique plusieurs des propriétés de ces eaux. « Les œufs fécondés qu'on y plonge, a-t-on dit avec étonnement, y éclosent en cinq cent une heures ! » Cela est naturel : la poule qui aurait couvé ces œufs a une température inférieure de 6 ou 8 degrés R. à celle de ces eaux thermales, et l'on sait de quels moyens se servaient les Égyptiens, ainsi que Réaumur, pour obtenir des éclosions artificielles (1). « On boit à la source thermale, dit-on aussi,

(1) Voyez PHYSIOLOGIE COMPARÉE, par Isid. Bourdon, t. 1, liv. 2.

sans se cuire la bouche, sans que les entrailles en soient enflammées!...» Cela est encore tout simple : nos potages les plus familiers, nous les prenons souvent, sans nous brûler, à une température plus élevée que celle des eaux de Bourbon-Larchambault. D'ailleurs, ces eaux salines et gazeuses incitent les glandes et les follécules à une telle sécrétion de salive, de mucus et de diverses humeurs, que les membranes intérieures en sont comme lubréfiées, et par là garanties de toutes blessures ou souffrances. « Mais, ajoute-t-on, elle n'altère ni les fleurs ni les végétaux qu'on y plonge!... » D'abord il faudrait savoir quelles plantes et quelles fleurs on veut dire : beaucoup de fleurs déjà fanées rajeunissent soudain quand on les plonge dans de l'eau un peu chaude. Après cela, quant aux végétaux verts, les sels alcalins que renferment les eaux de Bourbon-Larchambault, par eux-mêmes, loin de l'effacer ou de la ternir, aviveraient la couleur. Nul miracle dans la nature! sans excepter Loesche ni Bourbon-Larchambault.

Quant aux vertus, les eaux dont nous parlons en ont de réelles : elles soulagent les douleurs, les rhumatismes chroniques, et sont souveraines contre *certaines paralysies*, de même que dans plusieurs maladies locales, soit des genoux, soit des autres jointures des membres, notamment pour prévenir les luxations spontanées du fémur.

Très excitantes, elles échauffent et constipent. Tout d'abord, elles ont souvent produit un effet opposé ; mais c'est à la manière du café, du kina et des autres toniques, je veux dire en vertu de la vive impression qu'elles déterminent soit sur l'estomac, soit sur les intestins. On en boit ordinairement un ou deux litres par jour; on les prend en bains, en fumigations ; on les reçoit en douches ascendantes ou descendantes, en injections. Les bains et les douches remédient aux scrophules, et guérissent souvent cette espèce de paralysie que M. le docteur

Faye appelle *paralysie rhumatismale*, de même que la paralysie qu'on peut nommer *saturnine;* ils remédient assez fréquemment aussi à la goutte-sereine commençante. Cet habile médecin a remarqué que ces eaux guérissent plus promptement la paralysie des jambes que celle des bras.... M. Faye unit souvent et le bain et la douche, ayant soin de terminer par celle-ci.

En boisson, les eaux de Bourbon rappellent les menstrues, de même que les hémorrhoïdes. L'usage en serait dangereux dans les maladies aiguës, ainsi que dans les affections du cœur et des poumons.

C'est presque toujours pendant la durée du bain que l'on a coutume de boire une partie de la dose prescrite pour la journée; c'est même là une sorte de corvée dont on aime à se débarrasser le plus promptement qu'on peut. Le bain et le breuvage une fois expédiés, souvent le malade se couche; et, pour dissiper un peu le goût et le gonflement que laisse après elle cette boisson un peu alcaline, on prend un verre de bon vin, en se remettant au lit. Après toutes ces cérémonies, viennent les plaisirs du salon, du réfectoire et de la campagne.

Quand on visite la source, on est frappé du bruit qui résulte du dégagement continuel de l'acide carbonique. On observe également qu'aussitôt que l'atmosphère devient plus froide, surtout le matin et le soir, il se forme comme un nuage, une sorte de brouillard épais, au-dessus du réservoir des eaux. Quelques personnes ont eu tort d'attribuer ce dernier phénomène à l'émission du gaz : les gaz sont invisibles par eux-mêmes; on n'a jamais vu ni de l'azote ni du gaz carbonique. Mais, indépendamment de ces fluides invisibles, l'eau thermale de Bourbon, comme beaucoup plus chaude que l'atmosphère, dégage incessamment des vapeurs aqueuses. Or ce brouillard dont nous parlions résulte tout simplement de cette tendance à un équilibre parfait, qui est une des propriétés du calorique.

La saison des eaux de Bourbon-Larchambault ouvre le 15 mai, et ferme le 1er octobre. On ne séjourne pas ordinairement dans ce lieu beaucoup moins de 40 jours. L'hôpital consacré aux baigneurs pauvres n'est ouvert que jusqu'au 22 septembre.

Une excellente recommandation pour ces eaux, c'est l'âge avancé et l'expérience profonde du médecin actuel, M. Faye. Il avait écrit sur Bourbon-Larchambault dès 1778, il y a déjà 56 ans, ce qui en laisse supposer au moins 75 à l'auteur. L'ancien inspecteur de Bagnoles a maintenant 92 ans; à la vérité il est aveugle comme Milton, mais aussi vert que Fontenelle..... Il ne faut point nier l'influence salutaire des eaux.

P. S. Il résulte d'un tableau décennal dont l'honorable M. Faye vient de me donner communication que, sur 6,280 malades qui, depuis 1824, sont venus à Bourbon-Larchambault, il se trouve :

1° 1,907 rhumatismes chroniques, soit

musculaires, soit articulaires : 895 ont été complétement guéris, et 825 soulagés.

2° 1,463 paralysies diverses : guéris 479, soulagés 859.

3° 250 gouttes-sereines incomplètes : guéris 44, soulagés 159.

4° 190 ophthalmies chroniques : guéris 118; soulagés 72.

Parmi les autres maladies le plus heureusement traitées à l'établissement thermal qu'il inspecte et qu'il dirige, M. Faye relate les tumeurs articulaires, les fausses ankyloses, etc.

—

EAUX DE BALARUC.

Les sources de Balaruc sont rangées, comme celles de Bourbonne, parmi les eaux salines thermales. Elles sont effectivement *salines*, puisqu'on y a constaté la présence des muriates de soude, de chaux et de magnésie; des carbonates de chaux et de magnésie; du sulfate de chaux, et d'une petite quantité de fer que tient en dissolution l'acide carbonique dont ces eaux contiennent environ 3 pouces cubes par livre: *thermales* aussi, car la température des eaux de Balaruc est de 39 à 42° R.

Balaruc est un petit bourg situé à 4 lieues de Montpellier, sur la route de Cette, à peu de distance de Frontignan. Toutes les eaux de France pourraient envier ce triple et heureux voisinage : ici un joli port où l'on peut voir un échantillon des vaisseaux de plusieurs nations; où l'on mange d'excellent poisson, du coquillage et du blanc biscuit hollandais; là, une ville vignoble produisant de délicieux vin muscat pour arroser ce coquillage et ce biscuit; plus loin une faculté fameuse, des médecins célèbres, toujours près de vous pour diriger l'usage des eaux, comme pour remédier aux écarts de régime. Il ne faut donc pas s'étonner de la réputation des eaux de Balaruc. — Il y a là quatre bains principaux : — 1° le *bain de la Source*, à 42° R.; — 2° le *bain de l'Hôpital*; — 3° le *bain de la Cuve*, à 38° R.; — 4° le *bain de Vapeur*.

L'eau de ces différentes sources a une saveur piquante, salée et même un peu amère, à raison des sels de magnésie qu'elle contient. Le transport lui enlève beaucoup de ses qualités, et vraisemblablement aussi de ses vertus. Un long voyage la rend fade et nauséabonde. On dit qu'on n'y découvre plus alors ni fer, ni gaz acide carbonique. Du reste, les principes minéraux y sont tellement abondants, qu'elle ne tarde pas à déposer, par l'effet du contact de l'air et de la lumière, un épais sédiment tout près des sources et alentour.

Les médecins du Languedoc, qui envoient à Balaruc les grands malades que le doux climat de ce pays aussi bien que la renommée de la faculté de Montpellier attirent près d'eux de toutes les contrées de l'Europe, ont beaucoup écrit sur les eaux dont nous parlons : Sauvage, Leroy, Lamure, Fouquet, Baumes et Bordeu, nous ont laissé au sujet de Balaruc de bons ouvrages à consulter, et une expérience toute faite.

La fontaine tempérée de Balaruc est celle des quatre dont on fait le plus fréquent usage. La *source* proprement dite est si chaude, si excitante, qu'à moins d'un extrême relâchement d'organes et d'une grande atonie, il est presque impossible d'en supporter le contact un peu prolongé. Les personnes les plus robustes ne pourraient rester plus de cinq minutes dans le bain le plus chaud, ni plus de quinze dans le *bain tempéré*. — Le malade est à peine plongé dans son bain, qu'aussitôt son pouls s'élève, sa respiration devient plus fréquente et plus haletante, et qu'aussitôt aussi sa figure est toute couverte de sueur, et, comme on dit, *vultueuse*. Cet état ressemble beaucoup à la fièvre, et sans contredit les eaux de Balaruc sont au rang des moyens auxquels les médecins sont quelquefois forcés de recourir pour la fomenter. Si ce bain durait quelques minutes de plus que nous ne l'avons dit, il surviendrait des tintements d'oreilles, des vertiges, des éblouissements, enfin tout le cortége des vives palpitations, et bientôt la syncope. Chez des hommes pléthoriques, au col court, aux vaisseaux pleins et engorgés, une attaque d'apoplexie pourrait être l'effet d'une pareille immersion.

Promptement retiré du bain avant ces résultats extrêmes, le malade est soigneusement entouré de linges chauds et de couvertures.

On le porte ainsi emmailloté dans un lit bien bassiné, où l'on doit le laisser transpirer durant une heure et demie, et deux heures plus tard tout rentre dans l'ordre.

Il est facile d'inférer de ce qui précède à quels cas conviennent les eaux de Balaruc, et dans quelles circonstances il faut en défendre l'usage. On ne saurait donc trop recommander à cette classe de malades voyageurs, à qui toutes les eaux plaisent pourvu qu'ils y trouvent des plaisirs et bonne compagnie, de ne point user des eaux de Balaruc s'ils sont disposés à l'apoplexie, si surtont ils ont déjà une moitié du corps engourdie, ce qui atteste presque toujours un premier épanchement de sang dans le cerveau. Même recommandation aux syphilisés, aux hypocondriaques, aux épileptiques, aux femmes hystériques; même défense aux phthisiques, car les eaux de Balaruc leur susciteraient des crachements de sang; aux asthmatiques, car ils éprouveraient une sorte de suffocation, et leur mal empirerait; à touceux qui craignent des pertes ou des hémorrhagies, car ces eaux y disposent et les déterminent. Souvent même on est obligé, lorsqu'on tient absolument à Balaruc, de se mettre à l'orgeat ou au petit-lait avant de prendre son premier bain, tant on craint les effets de l'explosion qu'il détermine.

Mais ces eaux thermales sont souveraines contre les scrophules, lorsqu'il y a des glandes engorgées, des jointures gonflées, ou un grand relâchement de tous les organes du corps. Elles conviennent aussi beaucoup aux goutteux, aux rhumatisants, à quelques jeunes filles mal réglées, et à quelques paralytiques peu âgés qui doivent leur infirmité à d'autres causes qu'à l'apoplexie. Les douleurs sourdes qui résultent des vieilles blessures sont aussi quelquefois adoucies par ces eaux; mais les sciatiques et toutes les douleurs vives, les névralgies, y sont ordinairement exaspérées.

On se garde bien à Balaruc d'administrer au même malade plus de quatre ou huit bains; encore a-t-on soin de mettre un jour d'intervalle entre les derniers. On donne aussi de ces eaux en vapeurs, en douches; celles-ci principalement dans les cas de gonflement des genoux, d'engorgement des glandes lymphatiques, ou dans certains cas de surdité avec obstruction des conduits auditifs.

L'eau de Balaruc a été analysée par MM. Figuier et St.-Pierre (ce dernier exerce aujourd'hui à la Martinique), et par M. Alex. Brongniart.

EAUX DE NÉRIS.

Néris, bourg dépendant du département de l'Allier, dans l'ancienne province de la Marche, est situé à 80 lieues S. de Paris, et à deux lieues S.-E. de Montluçon, sur la grande route de Moulins à Limoges, et pour ainsi dire à la tête du canal du Cher. La position de Néris est agréable et saine : jamais on ne voit régner d'épidémies dans cette contrée, où toutes les productions abondent.

Les quatre sources de Néris paraissent se confondre à fleur de terre, et sans doute elles émanent toutes du même réservoir souterrain. La dernière venue date de 1755: elle jaillit abondamment pour la première fois à l'occasion du tremblement de terre de Lisbonne, et cette circonstance est une de celles qui ont fait penser que sans doute les eaux minérales ont quelques secrètes connexions avec les volcans, cette cause probable des tremblements de terre. Quoi qu'il en soit de cette opinion, toujours est-il que cette source encore récente n'a pu être jusqu'à cette heure ni captée ni enclose comme les autres; soit pulvérulence du sol environnant, soit mobilité du sable ou excessive chaleur des eaux, elle est demeurée libre et sans enceinte.

Les eaux de Néris sont claires, onctueuses, inodores et insipides. Si le bassin principal paraît verdâtre, cela est dû à l'*ulva thermalis* qui en tapisse le fond et les parois.—Ces eaux sont presque aussi légères que l'eau distillée. Excepté le *Puits Carré*, dont l'eau n'a que 15 à 17 degrés R., celle des autres sources marque de 39 à 42 degrés.

L'analyse des eaux de Néris n'apprend pas grand'chose concernant leurs propriétés : elle est des plus insignifiantes. —Deux litres d'eau thermale ont fourni :

Gaz acide carbonique (ou azote, d'après d'autres personnes), 20 grains; carbonate de soude; sulfate de soude; muriate de soude; silice et matière animale.

Cest à cette dernière substance qu'on attribue la grande douceur des eaux de Néris. Mais quelle est la nature de ce corps onctueux ? Est-ce de la barégine, comme dans les eaux sulfureuses ? ou ne serait-ce, ainsi que le pensait Buffon, que de la silice dont les molécules se trouveraient réduites à une ténuité d'atome. Rien ne démontre mieux la vanité de la chimie que l'histoire des eaux minérales. N'est-il pas remarquable en effet qu'on se targue d'imiter parfaitement ces liquides complexes avant même qu'on soit parvenu à découvrir de quels éléments ils se composent !

Feu le docteur Boirot, l'ancien inspecteur des eaux de Néris, s'est loué de les avoir employées dans les maladies urinaires, dans les catarrhes chroniques, dans les gastralgies et la chlorose, dans la paralysie, aussi bien que chez les hypocondriaques, et chez les femmes ou atteintes d'hystérie, ou redoutant les effets de ce qu'on nomme l'âge critique.

L'édifice thermal de Néris ne date que de quelques années. Jusqu'en 1820 on ne pouvait s'y baigner que dans des auberges. L'établissement actuel renferme 60 cabinets de bains avec douches, et de plus 4 piscines, et plusieurs bains de vapeurs. — Quoique ces eaux fussent déjà fréquentées du temps des anciens Romains, néanmoins l'empirisme est encore la seule autorité qui en motive l'emploi.

Cité apparemment opulente à l'époque de la république romaine, Néris n'est aujourd'hui qu'un bourg assez chétif; il est composé d'environ quatre-vingts maisons renfermant une population de sept à huit cents âmes. — Année commune, cinq à six cents malades ou ennuyés se rendent à Néris dans la saison des eaux. C'est un de nos thermes les plus voisins de Paris.

—

EAUX DE LUXEUIL.

—

La petite ville de Luxeuil, Luxeul ou plutôt Luxeu, *Luxovium*, située dans une plaine agréable qu'arrosent la Lanterne et le Breuchin, à 12 lieues de Besançon et à 4 lieues seulement de Plombières, ce qui nuit puissamment sinon à la réputation de ses eaux, du moins à leur vogue, possède un bel établissement thermal, nanti de 60 baignoires, la plupart en grès et en bois, et de 6 piscines à compartiments et à gradins. Cette ville est traversée d'un bout à l'autre par une longue rue nommée la *rue des Romains*. La population de Luxeuil est d'environ trois mille six cents habitants, répartis dans cinq cents maisons. Cette ville peut recevoir en outre deux à trois cents étrangers : c'est à peu près la moitié des malades qui s'y rendent chaque année. Les voyageurs habitent cette partie de la ville qui porte le nom de *Corvée*.

Les différents bains de Luxeuil, au nombre de 7, sont distingués entre eux ainsi qu'il suit : 1° *le bain des Dames* (37° R.) ; 2° *le bain des Bénédictins*, qui est le plus solitaire (29° R.); 3° *le Grand bain* (c'est le plus chaud de tous, 42° R.); 4° *le bain des Capucines* (de tous le moins chaud, 26° R.) ; 5° *le bain des Cuvettes* ou *Petit bain* (37° R.); 6° *le Bain neuf* ou *des Fleurs* (31° R.) ; 7° *le Bain gradué*, lequel, outre 9 cabinets de bains séparés, qui occupent le pourtour, est composé d'un bassin à 4 compartiments, dont la température diffère de deux en deux degrés, et d'un carré à l'autre, depuis 24° jusqu'à 30° R.

Outre les sources chaudes que nous venons d'indiquer, on trouve encore à Luxeuil deux sources *ferrugineuses* (à 9 et à 14° R.). Toutes les sources réunies fournissent au-delà de 600 pieds cubes d'eau minérale par 24 heures.

Elles ont les mêmes caractères comme à

peu près les mêmes vertus que celles de Plombières. M. Vauquelin, qui les a analysées, y a trouvé les principaux éléments de celles-ci, sauf le sulfate de soude. Peut-être seulement sont-elles un peu plus faibles et un peu moins chaudes que ces dernières. — Elles conviennent assez dans quelques affections nerveuses, surtout les gastralgies.

Ainsi que nous l'avons indiqué, il existe à Luxeuil un bain commun (le *Bain gradué*) où 20 à 30 personnes des deux sexes peuvent se baigner à la fois : c'est même une des coutumes du lieu, et les baigneurs n'ont alors pour tout vêtement qu'une simple et légère chemise de toile grise. Toutefois, et nonobstant cette habitude, qui doit paraître aussi dangereuse qu'attrayante, Luxeuil a eu peu de vogue jusqu'à ces derniers temps. Sans contredit il est trop près de Plombières, dont il est généralement regardé, à tort sans doute, comme une sorte de succursale.

Le zèle, l'instruction solide et l'intelligente industrie du docteur Molin présagent des succès aux thermes de Luxeuil.

EAUX D'AIX EN PROVENCE.
(Bains de Sextius.)

—

Les Saliens, dont la domination s'étendit long-temps sur la Provence, furent un des premiers peuples qui connurent les eaux d'Aix. Pline vante l'urbanité des Saliens, et Strabon la fécondité de leurs femmes ; fécondité que l'on attribue, non sans motif, à l'eau minérale onctueuse dont se composaient leurs bains habituels. Défaits par Sextius, les Saliens égorgèrent leurs femmes et leurs enfants, puis se battirent en désespérés, préférant noblement la mort au joug des Romains. — Sextius agrandit la ville d'Aix dès qu'il s'en vit maître ; et, comme il était alors valétudinaire, il y fit construire (123 ans avant J.-C.) des bains magnifiques, qui depuis, sous leurs possesseurs divers, ont religieusement conservé le nom de leur premier fondateur.

Vingt ans après la défaite des Saliens, le trop fameux Marius battit les Cimbres et les Ambrons, peuples efféminés qui s'abandonnaient, suivant Plutarque, à toutes les délices qu'on goûtait alors aux eaux d'Aix. Le nouveau vainqueur décora les thermes avec magnificence, et il fit conduire à Aix même cette source remarquable de Trauconado que l'on voit maintenant jaillir à Jouques, et que transmettait, d'après le vœu du général romain, un aqueduc dont on admire encore les ruines. Un canal taillé dans le roc, et qu'il fit percer à travers une montagne située au sud-est de Jouques, conserve encore de nos jours le nom de *trou du Maure* (Marius, par contraction).

Au troisième siècle, les chrétiens détruisirent ceux des bains que les païens avaient consacrés au plus impudique de leurs dieux. Plus tard, en 575, 77 et 78, les Lombards et les Saxons, dans différentes irruptions, portèrent en Provence le fer et la flamme, et les eaux d'Aix, *malgré leur incombustibilité*, comme le dit métaphoriquement un auteur moderne, ne purent échapper à l'incendie général. Reconstruits sous la domination des Bourguignons, en 658, les thermes d'Aix furent de nouveau dévastés par les Sarrazins, en 730. La cité ensuite fut entièrement restaurée et repeuplée après les victoires de Charlemagne (en 794), et la réputation de ses eaux ne tarda pas à la rendre florissante. Le roi Robert (ce Salomon du midi) protégea ces thermes dans le siècle suivant, et même il fit conduire une des sources jusque dans son propre palais. S'il dut la santé aux eaux d'Aix, les Provençaux, en revanche, lui doivent l'introduction sur leurs terres de la perdrix rouge, qu'il y apporta, dit-on, du royaume de Naples.

Des historiens assurent que le bon roi René eut une affection fort singulière dans une toute petite ville comme Aix ; et peut-être l'usage trop prolongé qu'il fit , à cette occasion, des eaux du lieu fut-il une des causes de sa royale bonté, comme aussi de sa faiblesse et de ses malheurs.

Au dix-huitième siècle, les eaux d'Aix étaient un peu délaissées, lorsqu'une sorte de *miracle* leur redonna leur ancienne renommée. Un religieux privé de la vue à la suite d'une ophthalmie grave et sans doute mal traitée, se trouva radicalement guéri après s'être lavé les yeux, pendant quelques semaines, dans l'eau chaude de la fontaine de Sextius.

La maison actuelle des bains date de cette dernière époque. C'est un grand carré long, à deux étages, bâti sur une place oblongue, plantée de beaux arbres, et qui aboutit au faubourg des Cordeliers. Il y a en tout, aux sources d'Aix, quatorze bains et trois douches : deux de ces douches sont descendantes, la troisième est ascendante. De plus, une fontaine destinée au public est composée de huit tuyaux, ayant un demi-pouce de diamètre. On doit ajouter que la construction des bains, quoique moderne, est néanmoins défectueuse, en ce que les réservoirs, excessivement aérés, sont dès lors trop propices à la prompte dispersion de la chaleur des sources.

La température des eaux d'Aix varie entre 27 et 29 degrés du thermomètre de Réaumur. Elles n'ont au reste ni odeur ni saveur désagréables ; elles sont *apéritives*, sudorifiques, et même un peu laxatives. A température égale, ces eaux manifestent à l'aéromètre le même degré de densité que l'eau distillée ordinaire.

Voici au reste de quels principes M. Laurens, pharmacien à Marseille, a constaté la présence dans les eaux d'Aix :

25 livres d'eau thermale à 28° R. contiennent, d'après ce chimiste : 18 grains de carbonate de magnésie, 12 grains de carbonate de chaux, 7 grains de sulfate calcaire ; en tout, 37 grains. Ce n'est pas, comme on voit, un grain et demi par livre d'eau.

Onctueuses au toucher, ces eaux laissent sur la peau, qu'elles détergent et assouplissent tout en la blanchissant, l'impression d'un velouté bien supérieur vraiment aux divers cosmétiques dont on abuse, et elles ravivent, chez les femmes qui furent jeunes, et l'éclat déjà terni de la beauté, et la fraîcheur si fugace du teint. « *Experto crede Roberto!* » C'est par ces mots que M. Robert termine sa brochure sur les eaux d'Aix.

Voici quelles sont les conjonctures dans lesquelles ces eaux conviennent le mieux : les affections cutanées, les rhumatismes chroniques, la faiblesse d'estomac, la gastralgie, l'inappétence et le dégoût, les digestions pénibles, les *obstructions* encore peu anciennes du foie, les hémorrhagies passives, les écrouelles, les pâles-couleurs et les flueurs blanches, la gonorrhée rebelle, l'impuissance ou la faiblesse virile, la gravelle, le catarrhe vésical, les ophthalmies anciennes et les vieux ulcères.

Elles seraient nuisibles dans les maladies inflammatoires, dans les paralysies succédant à l'apoplexie sanguine, etc.

On les administre en boisson, depuis 2 verres jusqu'à 15, avec augmentation, puis diminution graduelles. On les emploie utilement aussi en bains, en étuves sèches ou humides, en fomentations, douches et injections.

N. B. Je suis redevable de cette Notice sur les eaux d'Aix à l'obligeante amitié de M. le docteur Pr. Yvaren, médecin à Avignon : c'est un homme qui a du mérite et de l'avenir.

EAUX DE BOURBON-LANCY.

Bourbon-Lancy est une petite ville agréablement située à 13 lieues S.-O. d'Autun, à 20 lieues N.-O. de Mâcon, à 80 lieues S.-1/4-E. de Paris, dans le département de Saône-et-Loire. Le climat en est bon.—Les eaux de ce lieu sont fort renommées ; mais l'établissement des bains est dans l'état le plus déplorable.

Salines comme celles de Plombières et de Bourbonne, les eaux de Bourbon-Lancy renferment une assez grande quantité de muriate de soude, différents sulfates, du gaz acide carbonique et un peu de fer. La température diffère pour chacune des sources, au nombre de sept, depuis 33° R. jusqu'à 46 ; et même la chaleur de chaque fontaine minérale éprouve parfois des variations de 4 et de 5°, ce qui dépend sans doute de ce que quelque fissure de leurs conduits donne accès à de l'eau commune de fontaine ou de rivière; ou peut-être cela provient-il de ce que leur source originaire la plus chaude diminue ou tarit par l'effet des saisons, ou bien se trouve glacée par la fonte des neiges.

On les conseille quelquefois, comme celles de Bourbon-Larchambault, dans les rhumatismes chroniques, les paralysies, les catarrhes anciens sans fièvre, et aussi dans les engorgements d'entrailles, dans les fièvres intermittentes rebelles au kina, ainsi que dans un grand nombre d'infirmités locales. Les douches de Bourbon-Lancy ont de bons effets, surtout quand c'est le docteur Verchère qui en fait diriger l'emploi.

Henri III, affaibli par toutes sortes d'abus, et de plus affecté de *gastrite*, comme nous le dirions aujourd'hui, se trouva bien des eaux de Bourbon-Lancy, près desquelles il se rendit en 1580. *Auquel temps*, dit Aubéri, *commission fut octroyée à monseigneur*

Miron, conseiller d'estat et premier médecin de sa majesté, et seigneur de l'ermitage......, et au sieur Baptiste du Cerceau, premier architecte de sadite majesté, pour eux acheminer à Bourbon-Lancy, et remettre aucunement l'ancienne commodité des bains, lesquels n'étaient que ruines.

Ces eaux ont toujours été très préconisées contre la stérilité : Fernel, l'un des plus célèbres médecins qu'ait produits la France, les conseilla à Catherine de Médicis, encore sans enfants après dix années de mariage. Aussitôt après, cette princesse donna des marques de fécondité : elle devint mère de François II (1544), 9 mois après le voyage aux eaux, et plusieurs fois ensuite, comme on peut le voir dans l'histoire. Il serait donc permis de penser, comme nous l'avons déjà dit, que sans les eaux de Bourbon-Lancy nous n'aurions point eu de Saint-Barthélemy, puisque sans elles Charles IX ne fût point né. Catherine, au reste, se montra reconnaissante envers son médecin ; elle lui fit don à chacune de ses couches de 10,000 écus de France, somme assez considérable pour le temps. Il eût été digne de la reine Catherine de songer également aux sources qui l'avaient guérie ; elles ne seraient pas, si cette princesse en eût pris soin, dans le piteux état où on les voit aujourd'hui.

Toutefois, il serait curieux de savoir de quelle cause provenait la stérilité de Catherine de Médicis, confidence qu'il ne faut point espérer de l'indiscrétion des livres d'un homme comme Fernel.... Peut-être même Bourbon-Lancy ne fut-il qu'un lieu de représailles contre Henri II infidèle, vengeance plus efficace en pareilles conjonctures que le simple usage des eaux. D'ailleurs, on ne doit point oublier que Catherine fut mariée dès l'âge de 14 ans, et qu'elle n'en avait que 25 lorsqu'elle donna le jour à François II, l'aîné de ses fils.

Les eaux de Bourbon-Lancy sont désignées sous le nom de *Aquæ Nisinaii* dans la carte de Peutinger. L'abbé Huet, parfois fort distrait en sa qualité d'homme d'esprit, disait qu'il se pourrait bien qu'on eût écrit *B.-Lancy* pour exprimer Bourbon *l'Ancien*. Cependant Huet n'ignorait pas que ce surnom de *Lancy*, qui s'écrivait autrefois *l'Ansy*, tire son origine du plus jeune des fils d'un Geufroy de Bourbon, lequel se nommait *Anseau* ou *Anselme*, et dont le frère aîné portait le nom d'*Archambault*.

C'est avec raison, ce nous semble, qu'on applique à Bourbon-Lancy plutôt qu'à Autun ce passage d'un discours adressé par le rhéteur Euménius à l'empereur Constantin, qu'il engageait par beaucoup de cajoleries à venir visiter le pays des *Ædui*. *Jam omnia te vocare ad se templa videntur*, *præcipueque* Apollo noster, *cujus ferventibus aquis perjuria puniuntur*, *quæ te maxime oportet odisse*.

Madame de Genlis était de Bourbon-Lancy. Elle n'aurait même pas été éloignée de croire que c'était elle que semblait désigner l'*Apollo noster* des flatteurs de Constantin.

A ce sujet, quelqu'un répondit un jour à

cette femme célèbre qu'apparemment cet Apollon avait changé de sexe. — Comment cela? dit-elle. — *Olim Venus*, dit un des interlocuteurs. — *Nunc Minerva*, repartit un autre.

Les eaux de Bourbon-Lancy sont peu fréquentées de nos jours.

EAUX MINÉRALES SALINES
DE SECOND ORDRE.

—

Généralement parlant, toutes les eaux minérales sont plus ou moins *salines*, car il n'en est pas une qui ne renferme plus de sels que l'eau commune que nous employons chaque jour aux usages domestiques; il y a plus, cette eau commune elle-même contient plusieurs sels, dont la distillation la dépouille.

Mais on donne particulièrement ce nom de *salines* à celles des eaux minérales qui, n'étant ni sulfureuses, ni notoirement ferrugineuses, ni chargées d'assez de gaz acide carbonique pour mousser et devenir acidules, renferment des doses variées de différents sels, parmi lesquels, à l'exception des eaux purgatives, il ne s'en trouve aucun de prédominant.

La plupart des eaux salines sont thermales et salées; de sorte qu'elles participent en même temps et des vraies eaux sulfureuses par la chaleur, et de l'eau de mer par la saveur et la composition, ce qui autorise à penser que sans doute il existe des communications souterraines et mystérieuses entre la mer, les volcans, les sources sulfureuses thermales, et les sources purement salines. Un autre fait qui semble rendre cette supposition plus probable, c'est que le muriate de soude, si abondant dans l'eau de mer, se retrouve dans la plupart des eaux minérales, notamment dans les sulfureuses et les salines, et que plusieurs de ces dernières renferment de l'iode, principe dont la présence a de même été constatée dans l'eau de mer.

La plupart des eaux minérales salines renferment du muriate de soude, ce qui leur donne un goût salé; du sulfate de magnésie, ce qui les rend un peu amères, et même quelquefois purgatives (eaux d'*Epsom*, de *Sedlitz*, de *Pullna*, etc.); du sulfate de chaux, ce qui les rend souvent impropres à cuire les légumes comme à dissoudre le savon; différents carbonates alcalins, auxquels elle doivent leurs propriétés incrustantes et le surnom de *terreuses*. — Il en est aussi qui contiennent des muriates de chaux et de magnésie, et même, ce qui est plus rare, du sulfate d'alumine. Plusieurs eaux salines joignent à ces principes salins un peu de silice, des traces de fer, quelquefois de l'iode, quelquefois du brôme, de l'azote ou de l'acide carbonique, et de plus, du moins quelques unes (*Plombières*, par exemple), un principe onctueux, comparable à la barégine des eaux sulfureuses.

Comme on le voit, nous avions raison de dire (page 7) que la classe des eaux salines, loin d'avoir une physionomie caractérisée, n'offrait que des traits négatifs. C'est en effet une classe artificielle, composée uniquement des eaux dissimilaires que les autres divisions n'ont pu admettre... Il se peut même que les autres eaux minérales ne soient pas étrangères à la formation des sources que nous nommons salines.

Ces eaux sont les plus faciles à analyser, les plus faciles à transporter et à imiter. Elles ne paraissent renfermer rien de volatil ou de mystérieux.

Si les eaux salines ont peu d'analogie quant aux ingrédients chimiques dont elles paraissent composées, il existe néanmoins entre elles une assez grande ressemblance quant à leurs vertus médicinales : toutes, si l'on excepte les eaux purgatives et froides, sont employées avec succès contre certaines paralysies, contre les rhumatismes chroniques, les douleurs anciennes et les engorgements scrophuleux ou autres, si toutefois il ne subsiste plus d'inflammation, car les eaux dont nous parlons sont extrêmement excitantes.

—

Absac ou Availles (dans le département de la Charente). — L'eau d'*Availles*, découverte vers 1771, contient principalement du muriate de soude. On l'emploie contre les engorgements du ventre qui survivent aux fièvres intermittentes, ainsi que dans quelques écoulements chroniques. M. Guitel, à Paris, tient un dépôt de ces eaux naturelles.

Aubenas (Vaucluse). — Eau dont l'inspecteur, M. Millet, a le tort de laisser ignorer les propriétés et la composition.

Avène (Hérault), à 6 lieues de Lodève.— L'eau minérale de ce village ne contient pas en tout *un grain de sels* par pinte, et ni fer, ni gaz acide carbonique. Toutefois elle n'est pas destituée de vertus : elle hâte la cicatrisation des ulcères atoniques des jambes, guérit les rhumatismes, etc. Sa température est de 23° R.

Bains, ville de 2,000 âmes, dans les Vosges, à 6 lieues d'Epinal et à 4 lieues de Plombières. — On trouve là dix sources différentes, chaudes depuis 25 jusqu'à 40° R., alimentant avec abondance deux établissements séparés. Ces eaux salines-thermales, analogues à celles de Plombières, dont elles sont malheureusement trop voisines, sont administrées par M. le docteur Bailly, médecin instruit et attentif, ainsi que le constate sa statistique manuscrite, que nous avons entre les mains.

Bath, en Angleterre, dans le comté de Sommerset, à trente-huit lieues O. de Londres, est une ville très renommée pour ses eaux salines-thermales. — La vogue des bains de Bath date de plusieurs siècles. Parmi les personnes qui visitent ces thermes, assez comparables à ceux de l'Allemagne, du moins quant aux plaisirs, si plusieurs y recouvrent la santé, d'autres l'y perdent par des excès de toute espèce. — Pour ce qui est des vertus médicinales, les eaux de ce lieu ont quelque analogie avec celles de *Néris* ou de *Bourbonne* : M. Dauberry (voyez les *Transactions philosophiques* pour 1830) y a démontré la présenee de l'iode. Elles conviennent dans les engorgements des entrailles et des membres. — Les eaux de *Bristol* sont analogues à celles de Bath.

Bourboule (Puy-de-Dôme), à 2 petites lieues du Mont-Dore.—2 livres de l'eau minérale de Bourboule renferment environ 100 grains de différents sels, dont le muriate de soude compose à lui seul les deux tiers : c'est donc plus de deux grains par once de sel marin. Cette eau marque 40° R., et n'offre aucune trace de carbonates alcalins. — On conseille les bains de Bourboule surtout aux paralytiques. Voyez *Bourbon-Larchambault.*

Chaudes-Aigues. — Tel est le nom d'une petite bourgade du département du Cantal en Auvergne, désignation dont elle est redevable aux eaux très chaudes, mais aujourd'hui fort négligées, qui sont dans son voisinage, et qui autrefois étaient célèbres sous le nom de *Calentes Baïæ*, s'il en faut croire quelques commentateurs de Sidoine Apollinaire, entre autres M. Grassal. — On trouve à Chaudes-Aigues les quatre sources du *Parc* (70° R.), du *Ban* (56° R.), de *la Bonde* (59° R.) et de *Felgère* (58° R.). La première est extrêmement abondante ; elle fournit plus de vingt-cinq mille pieds cubes d'eau toutes les vingt-quatre heures. — Un ingénieur distingué, M. Berthier, a analysé ces eaux, dont les habitants du pays ne font usage, comme remèdes, que la veille de la Saint-Jean. Elles contiennent de faibles doses de muriate et de carbonate de soude, et un peu de magnésie, un peu de chaux et d'oxide de fer. — Quant aux propriétés, voyez *Bourbonne* et *Balaruc*. — Ces belles sources quasi bouillantes de Chaudes-Aigues ne sont guère utilisées aujourd'hui que pour des usages industriels ou domestiques ; elles servent à échauffer les maisons, elles alimentent de grandes usines, et tiennent lieu de combustibles fort coûteux.

DAX (département des Landes), à 10 lieues de Baïonne ainsi que de Bordeaux. — L'eau minérale est fort abondante à Dax ; on est sûr d'en trouver, pourvu que l'on creuse à trente pieds. Peu salines, mais abondantes et chaudes (20 à 48° R.), les sources sont tellement abritées que les malades peuvent les fréquenter toute l'année, en dépit de l'hiver. Ces eaux excitent des sueurs et soulagent les rhumatismes chroniques. La source des *Baignots* est la plus fréquentée.

EPSOM, village d'Angleterre situé à 7 lieues S.-S.-O. de Londres, dans le comté de Surrey.— L'eau minérale d'Epsom est limpide, et salée jusqu'à l'amertume, à cause du sulfate de magnésie qui en fait la base essentielle. Ce sel purgatif amer, dont la source d'Epsom contient environ trois centièmes, ou une once par pinte, est fort usité en Europe : c'est ce qu'on nommme *sel d'Epsom*. Pour ce qui est de l'eau minérale, celle d'Epsom agit moins sûrement que l'*eau de Sedlitz* (voyez).

EVAUX, petit bourg situé dans le département de la Creuse, à 10 lieues de Guéret, dans un vallon étroit, possède deux sources salines qui sont chaudes, l'une à 35° R., l'autre à 46°. — On fait usage de l'eau d'Evaux seulement en bains, tantôt pour des affections rhumatismales, tantôt dans des convalescences pénibles et longues. Voyez *Balaruc*. — On fait remonter l'origine des sources d'Evaux jusqu'à Jésus-Christ : cela paraît assez croyable, non d'après leur renommée, mais d'après le délabrement de l'édifice d'exploitation.

Jouhe, à une lieue et demie de Dôle, dans le département du Jura. — L'eau minérale de ce lieu est froide, peu salée, presque stagnante et comme marécageuse. M. Masson-Four l'a analysée. Peu employées, et convenant tout au plus dans des engorgements intérieurs et dans quelques maladies de la peau, les eaux de Jouhe souffrent le transport.

Lamotte (Isère), à 6 lieues de Grenoble. — L'eau minérale de ce village est saline et très chaude (45° R.), d'une saveur alcaline plutôt que salée, et parfaitement limpide. —

Quant aux vertus, voyez *Bains* et *Balaruc*. Cette eau est fort excitante, et quelquefois un peu purgative. — A l'occasion des eaux de Lamotte, j'observe qu'au mot *Uriage* (également dans l'Isère), où il existe une source sulfureuse et une ferrugineuse, on a écrit *Lagon*, au lieu de *Langon* (Voyez page 155).

MONÊTRIER (Hautes-Alpes), à 3 lieues N. de Briançon. — Les sources minérales de Monêtrier, au nombre de quatre, fournissent une eau chaude (30° R.), saline et limpide... Voyez *Bagnères-de-Bigorre*.

NEFFIACH (Pyrénées-Orientales). — La source saline du village de Neffiach porte le nom de *Source de la Juliane*. Elle marque 16° R., l'air n'élevant le thermomètre qu'à 12°: elle est abondante, limpide et salée... Les habitants du pays font usage de cette eau minérale pour faciliter les fonctions digestives. M. Anglada y a constaté la présence 1° d'un peu d'acide carbonique, 2° de sulfates de soude et de chaux, 3° de muriates de soude et de magnésie, et 4° du sulfate de magnésie.

Pouillon (Landes), à 8 lieues de Baïonne, du côté de Dax. De la source minérale de Pouillon jaillit une eau très abondante, tiède (16° R.), inodore et transparente. Différents chimistes ont analysé cette eau sans s'accorder sur ses éléments ; il paraît toutefois qu'elle contient des muriates de soude et de magnésie. — Les propriétés en sont médiocres : elle *purge* à la dose d'une pinte.

Préhac (Landes), lieu insalubre où l'Adour déborde souvent. Le village est quelquefois tellement submergé, que les habitants courent risque de mourir affamés ou noyés. Voyez *Dax* pour ce qui est de la source minérale de Préhac et de ses propriétés.

Pullna (hameau ignoré de la Bohême). L'eau de Pullna, qu'on a fort célébrée dans ces derniers temps, et dont l'Académie royale de médecine a autorisé l'usage, est de moitié plus saline et plus purgative que l'eau de Sedlitz, et ne contient point d'acide carbonique libre comme elle. — Voici quelle en est la composition :

Sulfate de magnésie, 1 once et 15 grains par litre ; — sulfate de soude, 5 gros et demi par litre ; — sulfate et carbonate de chaux, quelques grains ; — carbonate de magnésie, une faible dose ; — carbonate de fer, très peu ; — muriates de soude et de magnésie, notablement. (Pelletier, Lodibert, Caventou, Henry fils, etc.)

Chaque litre de l'eau de Pullna (ou deux livres) renferme environ 1,000 grains de sels, plus de treize gros. La même quantité d'eau de Sedlitz ne renferme guère que 7 gros ou drachmes de sulfate de magnésie, joints à quelques grains (12 ou 15) de sulfate de soude.

Rennes-les-Bains (Aude), à 6 lieues de Limoux, 17 de Narbonne et 8 de Carcassonne. — Les eaux de Rennes sont quelquefois désignées sous le nom de *Bains de Montferrat.* Sur cinq sources, deux sont salines et thermales : 1° la source de *la Reine* (32° R.),

2° *le Bain-Fort* (40°). — Analysées par MM. Julia et Reboulh, ces eaux sont administrées en bains dans les rhumatismes et les paralysies, dans les maladies de la peau et quelques gastralgies... Une des sources froides, appelée *Fontaine du Cercle*, est celle où les buveurs se rendent, d'après le vœu de l'inspecteur, M. le docteur Azaïs.

Saint-Gervais (en Savoie), à douze lieues de Genève, dans le ci-devant département du Mont-Blanc. L'eau de Saint-Gervais marque 33 et 35° R., selon la source; elle est pesante, très saline et pourtant odorante. MM. Jurine, Matthey, Odier et Pictet l'ont étudiée ou analysée. Les médecins de Genève président ordinairement à son administration. — Elle convient dans les maladies de la peau, dans les scrophules et les rhumatismes. Voy. *Balaruc.* Les sources de Saint-Gervais sont au nombre de trois : la *Source Gonthard*, la *Source Coindet*, et la *Source Pictet.*

Saint-Laurent (dans l'Ardèche). — Les

eaux minérales de ce lieu sont salines, thermales (35-40° R.). On en fait usage en bains et en boisson. Elles sont employées contre les rhumatismes chroniques et la paralysie.

Saint-Paul de Fenouillhèdes (Pyrénées-Orientales).—On trouve dans ce village une source d'eaux salines tièdes (21° R.), et pesantes, à raison de la dose élevée de sulfate de chaux qu'elles renferment. Cette source porte le nom de *Fon de la Fou.*

Salces (Village des Pyrénées-Orientales). — On trouve à Salces deux sources salines très abondantes : «Otters-Pool et Holy-Well, comme dit sir Arthur Young, ne sont que des *niaiseries* en comparaison»..... On croirait voir la source du Loiret près du château de M. de Morogues. — Ces sources se nomment 1° *Font Estramé*, 2° *Fon-Dame*, qui ne marquent l'une et l'autre que 14 à 15° R., c'est-à-dire un ou deux degrés de moins que l'atmosphère. Voyez *Nefliach.* — On prenait autrefois le poisson qui foisonne dans l'eau de ces sources au moyen du suc de l'écorce de garou, qui dans la contrée porte le nom de *Trentannel*.

Sambuse (Landes). — Les eaux salines de ce lieu marquent 25° R.; on les emploie, elles et leurs bains, dans les rhumatismes et les engorgements scrophuleux des membres.

Sedlitz ou Tzetlitz (village de la Bohême), à 7 lieues E. de Leitmeritz, et à 9 milles de Prague, est renommée pour ses eaux salines purgatives, que le célèbre Fréd. Hoffmann fit connaître en 1721. Ces eaux sont salées, amères, transparentes et incolores, et plus pesantes que l'eau commune, quoiqu'elles soient manifestement gazeuses.

A la dose de 4 à 6 verres, l'eau de Sedlitz est un purgatif doux. On la fait quelquefois chauffer préalablement au bain-marie. — On la conseille dans la constipation, dans l'hypocondrie, à la suite des couches, contre les vers, etc. Voyez *Pullna*.

Seidschutz. — Petite ville de Bohême, près de Sedlitz. Il s'y fait un grand commerce des eaux minérales de l'Allemagne. —

L'eau originaire de Seidchutz est analogue à celle de Sedlitz, mais un peu plus forte, plus salée et plus purgative ; elle n'est nullement gazeuse ; elle laisse précipiter quelque chose de blanc par l'ébullition.

Sylvanés (Aveyron), à 7 lieues de Rhodez, et tout près de Camarès. — Les sources minérales des deux lieux se tournent le dos. — Celles de Sylvanés sont salines, chaudes à 32 R°, et elles conviennent dans les rhumatismes chroniques et les paralysies *idiopathiques*, comme on dit dans l'école. On administre les eaux de Sylvanés dans un assez bel établissement thermal, qui jadis servait de couvent à des moines bernardins. Ces eaux ont été analysées autrefois par M. Virenque. Voyez *Balaruc*.

Tautavel (Pyrénées-Orientales). — La fontaine saline de Tautavel porte le nom de *Foradade*. Elle renferme de plus grandes quantités de sulfates de chaux et de magnésie que des muriates correspondants. De sorte qu'il y a manifestement contraste, sous ce rapport, entre l'eau de Tautavel et la plupart des autres eaux salines, notamment celles de *Salces*. — On boit les eaux de Tautavel : M. Anglada, qui lui-même en a fait usage autrefois avec succès, en a vu prendre à quelques malades imprudents jusqu'à 60 verrées coup sur coup.

TERCIS (Landes), à 6 lieues de Baïonne. — Les eaux salines de Tercis sentent un peu le soufre, et marquent environ 33° R. Voyez *Dax*.

VAQUEIRAS ou URBAN (Vaucluse). — La source minérale *de Montmirail*, située entre les communes d'Urban et de Vaqueiras, a tour à tour porté le nom de l'une d'elles, selon que le seigneur d'un de ces villages l'emportait sur son rival. On l'appelle tout simplement dans le pays la *Fontaine couverte*, parce qu'une élégante pyramide en abrite les eaux. Ses trois sources jaillissent avec peu d'abondance à 3 lieues N. de Carpentras, et à 5 lieues d'Avignon. L'eau en est froide (13° R.), limpide, et plus légère que l'eau distillée ; la saveur en est douceâtre, avec un peu d'astriction, et l'odeur est un peu sulfureuse. C'est au reste une eau saline, renfermant différents carbonates et sulfates alcalins, et, de plus, une certaine quantité d'un gaz dont la nature n'a pas encore été bien spécifiée. —On conseille la fréquentation de la *Fontaine couverte* aux personnes affectées de rhumatismes chroniques, de maladies de la peau, d'anciens catarrhes ou d'ulcères. Elle convient aussi dans les engorgements des entrailles ou des jointures, ainsi que dans quelques vomissements spasmodiques qui se répètent chaque matin...J'ai lieu de croire que le docteur Yvarren d'Avignon attachera son nom à une histoire complète et impartiale de cette belle source, ainsi que des autres fontaines minérales du département de Vaucluse.

—

P. S. Tout récemment, M. Claudot-Dumont, l'un des collaborateurs les plus zélés et les plus judicieux de M. Emile de Girardin, a eu l'idée d'une nouvelle espèce de bains, dont la médecine a lieu d'espérer de grands avantages dans le traitement des maladies de la peau, affections tenaces, que les moyens usités jusqu'à ce jour déracinent si rarement.

TABLE.

STATISTIQUE DES EAUX MINÉRALES.

III. — EAUX MINÉRALES GAZEUSES DE PREMIER ORDRE. . . . Page 158

FIN DE LA TABLE.

ERRATA.

Pag.	Lign.	
31	12	Soude à l'état caustique, *lisez* soude carbonatée. C'est un des résultats obtenus des recherches de feu M. Anglada.
51	2	En conséquence de ce que nous venons de dire à l'erratum ci-dessus, effacez *élément rare*. (M. Longchamp aussi partage sur ce point les idées de M. Anglada.)
55	18	Bagnères et de Luchon, *lisez* Bagnères de Luchon.
75	14	De Bordeu, *lisez* des Bordeu.
126	20	Angelès, *lisez* Argelès.
167	17	Les eaux, *lisez* l'eau.
187	25	Trois mille, *lisez* 300,000.
188	4	Boulay (Henri), *lisez* MM. Boullay, Henry, Delens, etc.
283	18	Tölitz, *lisez* Téplitz.

www.ingramcontent.com/pod-product-compliance
Lightning Source LLC
LaVergne TN
LVHW010130230826
846091LV00001BA/200

* 9 7 8 2 0 1 9 6 2 8 5 8 1 *